MICHAEL MOSLEY

SONNO *e* CERVELLO

Traduzione di Nicola Ferloni

VALLARDI

Le informazioni contenute in questo libro mirano a informare, intrattenere e stimolare il pensiero. Non intendono sostituirsi ai consigli del vostro medico o specialista. Tuttavia, potrebbero farvi riflettere sulle vostre scelte in ambito medico e nutrizionale. I singoli lettori sono i soli responsabili in tema di decisioni relative alla propria salute. L'autore e l'editore non possono essere ritenuti responsabili per eventuali errori o omissioni, o per l'eventuale uso improprio ed errata comprensione delle informazioni fornite in questo volume, o per qualsiasi danno o lesione alla salute, alle finanze o di altro genere, subìti da qualsiasi individuo o gruppo che ritenga di aver agito in base alle informazioni contenute in questo libro.

Antonio Vallardi Editore s.u.r.l.
Gruppo editoriale Mauri Spagnol

www.vallardi.it

Per essere informato sulle novità del Gruppo editoriale Mauri Spagnol visita:
www.illibraio.it

Titolo originale: *FAST ASLEEP. How to get a really good night's rest*

Ristampe: 7 6 5 4 3 2 1 0
2024 2023 2022 2021

ISBN 978-88-5505-391-4

SOMMARIO

INTRODUZIONE

Tutti dormiamo. Di fatto, trascorriamo circa un terzo della vita in questo strano stato d'incoscienza. Tuttavia, fino a poco tempo fa non sapevamo bene a cosa servisse il sonno, quanto dovessimo dormire e quale ruolo giocassero i sogni nel miglioramento della salute mentale.

La buona notizia è che nel corso degli ultimi 20 anni è avvenuta una rivoluzione nella comprensione del sonno e della sua importanza. In tempi piuttosto recenti andava ancora di moda vantarsi di non dormire; il marchio di fabbrica che distingueva imprenditori o politici di successo era la loro abilità di essere operativi schiacciando solo un sonnellino di tanto in tanto. L'ex prima ministra britannica Margaret Thatcher era il fulgido esempio di una persona in grado di svolgere il suo lavoro egregiamente dormendo molto poco (ma si trattava solo di una leggenda confezionata ad arte). Ricordo anche di aver consultato un medico con una certa esperienza in merito agli effetti che la carenza di sonno stava avendo sulle mie capacità di empatia e giudizio, e mi ha spiegato che dormire era «una cosa da smidollati». In altre parole: «Avremo tutto il tempo per dormire dopo che saremo morti».

Oggi, la nostra attitudine verso il sonno è molto diversa.

Grazie alla ricerca, sappiamo che dormire troppo poco ha effetti devastanti sul corpo, sul cervello e sul microbioma (la flora intestinale), e che aumenta esponenzialmente il rischio di sviluppare una serie di patologie croniche come obesità, diabete di tipo 2 e demenza.

Nel riposo non conta solo la quantità, ma anche la qualità.

Grazie a studi approfonditi, abbiamo scoperto che una carenza del giusto tipo di sonno aumenta il rischio di depressione e peggiora la memoria. È molto preoccupante, soprattutto se fate parte del terzo della popolazione adulta che soffre d'insonnia.

Per fortuna, ci sono metodi inaspettati e molto efficaci per migliorare la qualità del sonno, che ci consentono di addormentarci in fretta, dormire profondamente e svegliarci riposati. Questo dovrebbe avere effetti benefici sull'umore, sulla creatività e addirittura sull'aspettativa di vita.

Ci tenevo molto a scrivere questo libro, perché da anni sono ossessionato dal sonno, non solo da un punto di vista scientifico, ma anche a livello personale. Nel corso degli ultimi 20 anni, ho sofferto spesso d'insonnia intermittente. Volevo scoprire dove stessi sbagliando e, di conseguenza, come migliorare le cose.

Non ho sempre avuto problemi di questo tipo: da adolescente ero in grado di dormire ovunque. Una volta passai la notte in stazione in una cabina per fototessere (avevo perso l'ultimo treno), un'altra in una cabina telefonica. Non mi preoccupavo di addormentarmi né di rimanere addormentato, il tutto avveniva naturalmente.

Non sempre mi riposavo a sufficienza, ma era una mia scelta. Come molti giovani, mi piaceva fare le ore piccole. Durante l'università, alternavo feste fino a notte fonda con febbrili sgobbate dell'ultimo minuto. Oggi so che era un atteggiamento controproducente. Come vedremo nel libro, il sonno è necessario per consolidare i ricordi.

Con il proseguimento degli studi di medicina, il sonno divenne sempre più prezioso. Mi accorsi che non potevo più rendere bene dormendo poche ore per notte. Ero facilmente irritabile e sono certo che anche le mie capacità empatiche e di giudizio fossero pregiudicate. Ciò nonostante, ero in grado di addormentarmi e dormire profondamente per diverse ore quando ne avevo l'occasione. Anche se l'irregolarità dei turni di lavoro alterava i miei ritmi di sonno, non avevo problemi ad assopirmi.

Verso i 30 anni, la situazione cambiò radicalmente. Mi ero sposato e avevo iniziato una nuova carriera in televisione; gli orari erano lunghi e imprevedibili, anche se non c'era paragone con quelli dei medici. A quel tempo, mia moglie Clare svolgeva il tirocinio di medicina e lavorava in media 120 ore alla settimana. Era normale che restasse di turno tre o quattro giorni di fila intervallati da qualche ora di sonno notturno; il risultato era una mente annebbiata. Mi disse che, dopo una settimana particolarmente intensa, si era addormentata in piedi durante un'operazione. Per fortuna, si era svegliata subito senza che nessuno se ne accorgesse.

Oltre ad assorbire ogni ora di veglia, il lavoro iniziò a intrufolarsi anche in quelle di riposo. Nelle rare occasioni in cui dormiva a casa, Clare mi svegliava regolarmente nel cuore della notte perché la aiutassi a cercare i suoi pazienti. A causa della carenza di sonno, era convinta che si fossero ficcati nell'armadio o che la stessero aspettando al piano di sotto. Clare soffre di parasonnie, disturbi abbastanza comuni ma talvolta bizzarri, che comprendono la tendenza al sonnambulismo e a parlare nel sonno.

All'inizio degli anni Novanta la nostra famiglia iniziò ad allargarsi, e questo ovviamente portò a molte notti insonni. Abbiamo quattro figli, il che significa che un intero decennio è stato dominato dai neonati.

A 40 anni, Clare ormai lavorava come medico di famiglia e seguiva orari più regolari. Anche i nostri figli avevano smesso di svegliarsi di notte. Io, invece, manifestavo i sintomi tipici dell'insonnia. Faticavo a addormentarmi e mi svegliavo costantemente alle tre di notte con la testa ingombra di pensieri. Restavo in quello stato per ore interminabili; andare a letto, che un tempo era stato un vero piacere, iniziò a provocarmi un senso di disagio. Sarebbe stata una buona nottata? Mi sarei svegliato sentendomi a pezzi o avrei miracolosamente dormito fino al mattino?

Come si può immaginare, volevo capire che cosa stava accadendo e che cosa potevo fare per tornare a dormire beatamente. Ho realizzato il primo di molti programmi televisivi sui misteri del sonno. Grazie a queste trasmissioni, sono entrato in contatto con diversi scienziati del settore e ho scoperto un nuovo e affascinante ambito di ricerca.

Per comprendere l'impatto della privazione del sonno, ho deciso di provare a rimanere sveglio il più a lungo possibile. L'ho fatto insieme al detentore non ufficiale del titolo mondiale, in grado di non dormire per giorni senza apparentemente risentirne. Qual era il suo segreto? Perché lui ci riusciva e io no?

Da quel momento, ho trascorso più di una notte in laboratori con elettrodi attaccati alla testa e al resto del corpo. Ho preso farmaci per addormentarmi e farmaci per restare sveglio. Ho indagato sui ritmi di sonno di centinaia di persone, tra cui pompieri, medici, astronauti e agenti di polizia. Ho iniziato anche a considerare l'impatto del cibo e a provare diversi metodi per dormire meglio.

Com'è fatto questo libro

Qualcuno di voi potrebbe avere un disperato bisogno di una buona nottata di sonno, qualcun altro forse è solo interessato a ciò che accade quando chiudiamo gli occhi e scivoliamo tra le braccia di Morfeo.

La prima parte del libro è dedicata alla scienza del sonno, la ricerca che ci ha portato a scoprire ciò che sappiamo e ci ha fornito brillanti intuizioni su un argomento in precedenza sconosciuto. Quali sono i disturbi più comuni e come si verificano? Che cosa accade al cervello e al corpo quando la carenza di sonno è cronica? Perché i sogni sono importanti e come possiamo sfruttarli al meglio?

Userò aneddoti personali per rendere l'argomento più chiaro e, ovviamente, farò riferimento a studi scientifici per corroborare le affermazioni più audaci.

Questo serve a porre le basi per la seconda parte, il cui scopo principale è aiutarvi a dormire meglio. Dopo tutto, immagino che molti di voi stiano leggendo questo libro perché soffrono occasionalmente d'insonnia, o perché conoscono qualcuno che ne soffre.

Vi proporrò il meglio che la scienza ha da offrire con un programma che, nel giro di qualche settimana, dovrebbe mettervi sulla giusta strada.

Uno dei miei obiettivi principali è aiutarvi a migliorare l'«efficienza del sonno», ovvero la sua qualità. L'efficienza del sonno misura il tempo che trascorrete a letto dormendo profondamente, anziché provando a addormentarvi o restando svegli e agitati. Dovreste puntare a un'efficienza del sonno pari all'85%, ma di questo parleremo più avanti.

Alla base del programma Fast Asleep ci sono due nuovi e sorprendenti elementi basati sulle più recenti ricerche scientifiche.

Forse potrà sorprendervi scoprire che il modo più efficace per curare l'insonnia è resettare il cervello tramite una breve sessione di «terapia di limitazione del sonno». Si chiama così perché, paradossalmente, richiede di dormire di meno. Ebbene sì, vi aiuterò a dormire meglio chiedendovi di limitare il tempo che trascorrete a letto.

Uno degli errori più comuni tra chi ha problemi di sonno è provare a restare a letto più a lungo. Stare a letto senza dormire, tuttavia, non è riposante, ma solo molto stressante. Contribuisce a creare un pattern comportamentale negativo nel quale il cervello associa l'essere a letto alla veglia e all'agitazione.

Gli studi hanno dimostrato che la limitazione del sonno è

più efficace di qualsiasi altro rimedio, compresi i farmaci, e che ha effetti duraturi.

Il secondo elemento del programma è l'enfasi sul cibo, in particolar modo su quegli alimenti che migliorano la qualità del sonno. Dimenticate tutte quelle storie sul tacchino e sul formaggio. In realtà, aumentare il consumo di legumi e cibi ricchi di fibre e ridurre gli spuntini zuccherati è uno dei modi più efficaci per favorire il sonno profondo e migliorare l'umore.

Questo è in parte dovuto al fatto che i cibi ricchi di fibre nutrono i miliardi di batteri «buoni» che vivono nel nostro intestino, e che a loro volta producono sostanze chimiche in grado di ridurre lo stress e l'ansia. Vi condurrò in un viaggio affascinante alla scoperta di questi aspetti.

Da un punto di vista più pratico, mia moglie Clare e l'autrice di ricette Justine Pattison hanno elaborato una serie di gustosi piatti ricchi degli ingredienti preferiti di questi batteri, e che piaceranno anche a voi.

Spero che apprezzerete questo libro e, soprattutto, che vi aiuti a dormire sonni sereni.

CAPITOLO 1
COME ABBIAMO APERTO GLI OCCHI SUL SONNO

Come ho affermato nell'introduzione, è sorprendente che, nonostante dormiamo per circa un terzo della vita (più o meno 25 anni), fino a tempi relativamente recenti sapevamo molto poco di ciò che accade in questo intervallo. Un secolo fa, era opinione comune che durante il sonno il cervello si spegnesse come una lampadina.

Lo statunitense Thomas Edison, che della lampadina è l'inventore, e la cui creazione ha contribuito più di ogni altra cosa ad alterare i nostri schemi di sonno, riteneva che dormire fosse una perdita di tempo. Sosteneva di avere bisogno di meno di 5 ore di riposo per notte, e che dormire più a lungo di così fosse un'esagerazione. Come ha affermato: «La maggior parte della gente mangia e dorme il 100% più del necessario, solo per piacere. Quel 100% in più peggiora la salute e l'efficienza».

Come avremo modo di vedere, si sbagliava di grosso. Uno dei motivi per cui sapevamo così poco sul sonno è che fino all'inizio del Ventesimo secolo non esistevano strumenti per sondarlo. Agli scienziati piace misurare le cose, e il sonno era ancora troppo intangibile. Era come cercare di determinare il movimento dei pianeti prima di aver studiato i cieli con rigorosità.

Il primo importante passo in avanti nella scienza del sonno fu opera di Hans Berger, uno strano psichiatra tedesco.

Come leggere la mente che dorme

Hans Berger inventò l'elettroencefalografia, spesso abbreviata in EEG, ovvero l'abilità di registrare le onde cerebrali umane tramite elettrodi applicati sulla testa.

Il primo elettroencefalografo da lui costruito risale al 1924, ma il suo lavoro fu ignorato per molto tempo. Berger era considerato un tipo strambo, il che non è una sorpresa, dato che credeva fermamente nella telepatia. A dirla tutta, lo scopo principale per cui aveva costruito l'elettroencefalografo era dimostrare che gli esseri umani sono in grado di comunicare tramite poteri psichici.

La sua ossessione per la telepatia ebbe inizio quando era un giovane ufficiale di cavalleria. Un giorno, durante un'esercitazione, il suo cavallo si impennò all'improvviso e lo fece cadere sotto le ruote di un cannone. Non riportò ferite gravi, ma ne fu molto scosso. In seguito, scoprì che la sorella, che quel giorno era a casa, aveva avvertito la sensazione che si trovasse in grave pericolo e aveva costretto il padre a inviargli un telegramma per sincerarsi delle sue condizioni di salute.

Berger si convinse di aver inviato un messaggio di aiuto durante l'episodio e che la sorella l'avesse in qualche modo captato. Ne era talmente certo che decise di intraprendere gli studi medici, e in seguito di specializzarsi in psichiatria, solo per dimostrare l'esistenza della telepatia.

Io non credo nella telepatia, ma Berger aveva ragione quando affermava che il cervello umano produce segnali elettrici che possono essere «letti» da elettrodi applicati sul cuoio capelluto. Le versioni moderne dell'EEG sono molto più sofisticate della macchina inventata da Berger, ma il meccanismo alla base è il medesimo.

Sonno e sogni

Nel 1924, Berger aveva dimostrato che l'elettroencefalografo poteva essere usato per studiare le onde cerebrali umane, ma sarebbero passati altri 27 anni prima che i ricercatori trovassero il modo di usare la sua invenzione.

Nel dicembre del 1951, uno studente squattrinato della University of Chicago di nome Eugene Aserinsky decise di portare in laboratorio il figlio Armond, che aveva 8 anni, per sottoporlo a un innovativo esperimento sul sonno. Applicò gli elettrodi al cuoio capelluto, lasciò che il piccolo si addormentasse e iniziò a registrarne l'attività cerebrale.

Aserinsky si stava giocando il tutto per tutto. Aveva 30 anni, la moglie era di nuovo incinta e la famiglia viveva in un ex alloggio militare. Erano così poveri che potevano a malapena permettersi le rate della macchina da scrivere, men che meno il riscaldamento in casa. Alla sua carriera serviva una svolta, e in fretta.

Dato che nessuno si era mai preso la briga di usare l'EEG per studiare i soggetti nel corso di un'intera nottata, Aserinsky decise di provare con il figlio.

Durante la prima ora non accadde nulla di entusiasmante, ma a un certo punto la macchina iniziò a registrare un improvviso cambiamento nell'attività cerebrale. Stando ai valori riportati sembrava che Armond si fosse svegliato, ma, quando il ricercatore aprì la porta per controllare, si accorse che il figlio dormiva. Era completamente immobile tranne che per gli occhi, che si muovevano rapidi sotto le palpebre chiuse.

Aserinsky svegliò il bambino, che affermò di stare sognando. Era una scoperta rivoluzionaria. L'indomani Eugene ripeté l'esperimento, riportando i medesimi risultati. Armond si addormentò, e qualche ora dopo l'EEG registrò un cambiamento nell'attività cerebrale accompagnato da movimenti oculari. Altri studi condotti su volontari adulti giunsero agli stessi esiti.

Le azioni di Eugene Aserinsky rivoluzionarono la nostra concezione del sonno. Aveva inviato le prime sonde esplorative sul pianeta Sonno e aveva scoperto che non si trattava di un mondo sterile e arido, ma di un luogo fertile e mutevole. La ricerca in questo campo era diventata all'improvviso più attraente.

Nonostante questa incredibile rivelazione, Aserinsky perse ben presto interesse per il sonno. Dopo aver pubblicato le sue scoperte nel 1954, si dedicò allo studio dell'attività elettrica nel cervello dei salmoni, per morire diversi anni più tardi in un incidente automobilistico, probabilmente perché si era addormentato al volante.

Ma quindi, che cosa succede quando dormiamo?

Ho trascorso diverse notti all'interno di laboratori per la ricerca sul sonno, sottoponendomi a osservazione o osservando altre persone. Se non avete mai guardato nessuno mentre si addormenta, o non vi siete mai ripresi mentre lo fate, vi suggerisco di provare. Può essere molto divertente.

Come abbiamo già detto, si pensava che addormentarsi fosse come spegnere la luce: o si era svegli o si dormiva. Oggi sappiamo che la faccenda è ben più complicata di così.

Ci sono tre diversi tipi di sonno: il sonno leggero, il sonno profondo e il sonno REM (da *Rapid Eye Movement*, o «movimento oculare rapido»). Durante la notte, passiamo da uno stato all'altro seguendo cicli di circa 90 minuti.

Come mostrato nello schema seguente, durante la prima parte della notte è il sonno profondo a prevalere, mentre la seconda metà è dominata dal sonno REM. La maggior parte delle persone si sveglia due o tre volte nel corso della nottata. I più fortunati (come mia moglie Clare) non se ne accorgono nemmeno, chi è sfortunato invece rimane sveglio.

Ipnogramma

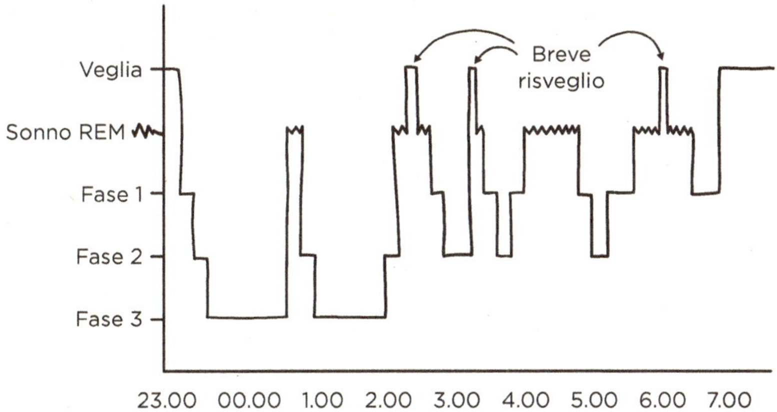

Poco dopo essere andati a letto e avere chiuso gli occhi, iniziamo a scivolare nella fase 1, il «sopore». In questo stadio siamo assopiti, appunto, ma possiamo essere risvegliati con facilità. Se il cane del vicino inizia ad abbaiare o chi dorme con noi inizia a russare sonoramente, ci svegliamo.

Dopo la fase 1, che di norma dura circa 10 minuti, inizia la discesa verso il sonno profondo.

Quando penso al sonno, mi piace immaginare di essere una foca che s'immerge lieta nella notte. Qualche anno fa ho girato un documentario sugli apneisti, nuotatori che scendono in profondità senza l'ausilio di bombole di ossigeno; era meraviglioso vederli mentre si allontanavano dalla luce della superficie verso il buio del fondale oceanico. Detto ciò, per qualcuno addormentarsi è un'impresa più frustrante che gioiosa.

La fase successiva, o fase 2, è anche detta «sonno leggero». A questo punto, la temperatura interna (quella che di solito si misura con un termometro rettale), che aveva già iniziato a calare nel corso della serata, scende ulteriormente.

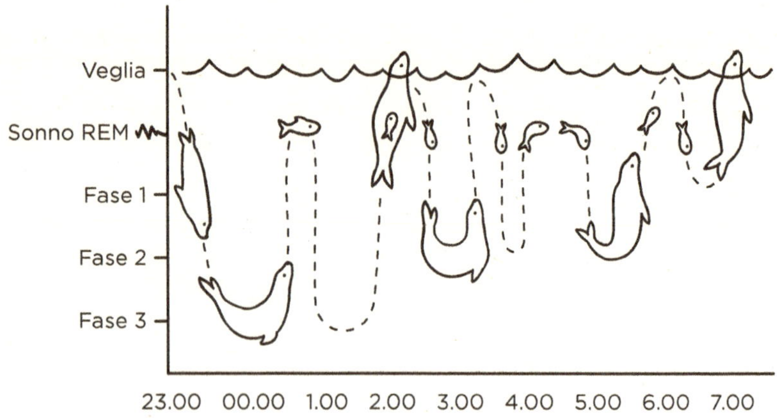

La frequenza cardiaca rallenta (ho misurato la mia e passa da 60 a circa 55 battiti al minuto), e anche il respiro si fa più lento e regolare.

All'inizio della fase 2 possono verificarsi i cosiddetti «spasmi ipnici», contrazioni involontarie dei muscoli che accompagnano il passaggio a un sonno più profondo. Succede quasi a tutti. In genere si tratta di movimenti minimi, ma per alcune persone il fenomeno è più violento, e non è divertente per chi condivide il letto con loro. Questo è spesso un segnale di stress. Se seguirete il regime proposto in questo libro, non solo dovreste riuscire a dormire meglio, ma sarà meno probabile che vi esibiate in questa seccante danza notturna.

Se tutto va come previsto, più o meno un'ora dopo esservi assopiti sarete entrati nella fase 3, quella di «sonno profondo». È chiamato anche «sonno a onde lente», perché è in questo intervallo che l'EEG registra onde lente e profonde. All'interno del cervello, milioni di neuroni si attivano contemporaneamente, poi fanno una pausa prima di accendersi di nuovo. Questa attività crea enormi onde che si propagano nel cervello e che producono immagini davvero ipnotiche se osservate sullo schermo.

Durante il sonno profondo, il rilassamento è massimo ed è difficile svegliarsi. Tuttavia, mentre il cervello riposa, il corpo lavora alacremente per completare processi vitali di riparazione. La ghiandola pituitaria, per esempio, aumenta la secrezione dell'ormone della crescita, fondamentale per la rigenerazione e lo sviluppo cellulare. Il sonno profondo serve anche a potenziare il sistema immunitario.

Se il sonno profondo è insufficiente, il corpo produce una minore quantità di citochine, proteine che regolano il sistema immunitario. Le citochine aiutano a combattere le infezioni, ed è per questo che la carenza di sonno ci rende più vulnerabili al raffreddore e riduce l'efficacia dei vaccini, come per esempio quello antinfluenzale.

Il sonno profondo dovrebbe essere un momento di totale rilassatezza, ma è anche lo stadio in cui qualcuno inizia a compiere attività strane, come il sonnambulismo, parlare nel sonno o addirittura mangiare nel sonno. Vedremo meglio questi fenomeni nel capitolo 2.

Sonno profondo e pulizia cerebrale

Da piccolo adoravo le storie della mitologia greca, e uno dei miei eroi era il forzutissimo Eracle (chiamato Ercole dai romani). Eracle era figlio di Zeus, e gli era stata promessa l'immortalità se avesse portato a termine dodici imprese all'apparenza impossibili, le cosiddette «fatiche di Eracle».

La meno allettante di queste imprese consisteva nel pulire in una sola notte le stalle di Augia, tristemente note perché ospitavano più di tremila bestie e non venivano pulite da anni. Vi lascio immaginare l'olezzo. In una notte, tuttavia, Eracle riuscì a eliminare lo sterco accumulatosi per decenni, deviando il corso di due fiumi per lavarle.

Il motivo per cui ho citato questo mito è che, di notte, nella nostra testa accade qualcosa di simile. Una rete di vasi interna al cervello, chiamata «sistema glinfatico», si attiva e pompa il liquido cerebrospinale durante il sonno profondo. Come i fiumi nelle stalle di Augia, questo fluido scorre nei tessuti cerebrali eliminando le scorie tossiche che si sono accumulate durante la giornata.

Questa è la notizia positiva. Quella negativa è che, con l'avanzare dell'età, la durata del sonno profondo si riduce e il cervello non è più così efficiente nell'eliminare le tossine. La durata complessiva del sonno profondo nei giovani ammonta tipicamente a un paio d'ore per notte. Alla mia età (63 anni), siete fortunati se raggiungerete i 30 minuti.

Questo è importante, perché l'accumulo nel cervello di proteine tossiche, come beta-amiloide e tau, sembra essere legato all'insorgere del morbo di Alzheimer. Inoltre, negli esseri umani c'è un chiaro collegamento tra carenza di sonno e sviluppo della demenza.

Per massimizzare la durata del sonno profondo, è buona prassi andare a letto prima di mezzanotte, dato che la maggiore quantità di questo sonno si concentra nella prima metà della nottata. Anche alimentarsi correttamente favorisce il sonno profondo, un aspetto che esamineremo meglio nel capitolo 5.

Sonno profondo e memoria

Oltre a essere un'occasione di pulizia generale, la fase di sonno profondo serve al cervello anche per riordinare i ricordi e scegliere quali spostare nella memoria a lungo termine.

Durante una giornata tipo ci accadono un sacco di cose. Ascoltiamo un notiziario, leggiamo un libro, andiamo al lavoro, parliamo con gli amici, interagiamo sui social network, ascoltiamo della musica; in altre parole, carichiamo il cervello di una miriade di potenziali ricordi. Alcuni sono utili, altri possono essere tranquillamente dimenticati. È durante il sonno, e in particolar modo durante il sonno profondo, che il cervello decide quali ricordi tenere e quali scartare.

È un po' come riordinare foto e video sullo smartphone. Le immagini occupano molta memoria, e quando il telefono inizia a essere pieno è tempo di fare pulizia: rimuovere i file inutili per fare spazio a nuove foto e a nuovi video.

Persino in confronto ai computer moderni, il cervello è in grado di immagazzinare un'enorme quantità di dati; secondo una stima recente, la sua capacità si aggira intorno ai 1000 terabyte, che corrispondono a un miliardo di megabyte. Un computer altrettanto capiente sarebbe in grado di archiviare circa due miliardi di libri o 500.000 film.

Questa favolosa capacità di ricordare, però, non significa che possiamo accumulare ogni sorta di robaccia inutile. Per questo, durante la notte, i ricordi ritenuti importanti sono spostati dall'ippocampo (l'area del cervello deputata alla memoria a breve termine) e messi al sicuro nella corteccia prefrontale (l'area della memoria a lungo termine, una sorta di disco rigido). I ricordi che restano nella zona a breve termine vengono a mano a mano eliminati.

È per questo che per gli studenti è importante riposare al meglio prima di un esame. Restare svegli e sgobbare fino a tardi è controproducente, perché tutte quelle nozioni ficcate in testa con la forza all'ultimo minuto verranno presto dimenticate. Qualcuno potrebbe pensare: «Se dormo poco durante la settimana, mi basterà recuperare nel weekend». Purtroppo non funziona così, perché i ricordi vanno consolidati entro 24 ore dalla loro formazione.

La drastica riduzione del sonno profondo che tipicamente accompagna l'avanzare dell'età potrebbe anche spiegare perché la capacità di ricordare peggiora invecchiando.

In un recente studio, un gruppo di ricercatori della University of California di Berkley[1] ha svolto un test sulla memoria analizzando un campione in salute di 18 giovani adulti (perlopiù tra i 20 e i 30 anni) e 15 anziani (perlopiù tra i 70 e gli 80 anni). Prima di dormire, è stato chiesto loro di memorizzare coppie di parole.

I soggetti erano collegati a un elettroencefalografo che misurava l'attività cerebrale durante il sonno. La mattina dopo, è stato chiesto loro quante coppie di parole fossero in grado di ricordare.

I ricercatori hanno scoperto che la durata del sonno profondo per i partecipanti più anziani era inferiore del 75% rispetto ai partecipanti più giovani, e la loro capacità di ricordare gli abbinamenti peggiore del 55%.

Le scansioni mostravano anche che durante la notte i giovani erano molto più efficienti nello spostare i ricordi dalla memoria a breve termine nell'ippocampo a quella a lungo termine nella corteccia prefrontale.

Una scoperta incoraggiante dello studio è che l'impiego della «stimolazione elettrica transcranica», un lieve impulso elettrico inviato alla superficie del cervello, promuoveva il sonno profondo tra i partecipanti più anziani e migliorava le loro prestazioni nel test di memoria. Tuttavia, come vedremo nel capitolo 6, ci sono modi più semplici per favorire il sonno profondo che non dare una scossa al cervello.

Sonno REM ed emozioni

Finora abbiamo imparato che il sonno profondo è fondamentale per pulire il cervello e riordinare i ricordi. Anche il sonno REM, che si verifica nelle fasi successive della notte, gioca un ruolo importante nel riordino e nell'organizzazione dei ricordi; inoltre, ha la funzione di aiutarci a risolvere le questioni emotive.

Non è l'unica fase durante la quale sogniamo, ma i sogni che avvengono nel sonno REM sono particolarmente vividi e ci aiutano a processare e gestire brutti ricordi ed esperienze negative. Questo permette di spiegare il motivo di un'altra strana scoperta: nella fase REM, la maggior parte dei muscoli è paralizzata, forse per impedirci di muoverci o farci del male a causa di sogni particolarmente intensi o drammatici. La respirazione è meno intensa e più irregolare, e l'unica parte del corpo che continua a muoversi sono gli occhi.

Se osservate qualcuno durante la fase REM vedrete che, sotto le palpebre, gli occhi guizzano incessantemente a destra e a sinistra. Nessuno conosce il motivo di questo fenomeno; una teoria ipotizza che rifletta ciò che avviene quando guardiamo un film. Si dice che i sogni siano il cinema della mente, e forse il movimento oculare significa semplicemente che stiamo seguendo l'azione.

Ma in che modo il sonno REM aiuta a processare le emozioni? Per scoprirlo dobbiamo parlare dell'amigdala, un complesso cellulare la cui forma ricorda quella di due mandorle, situato in un punto molto profondo del cervello e che gioca un ruolo chiave nella gestione delle emozioni. Vediamo che cosa succede quando siamo svegli.

Sono un po' claustrofobico, e quando mi trovo in uno spazio ristretto inizio ad avvertire una sensazione di panico crescente. Questo avviene perché l'amigdala ha attivato la secrezione di ormoni che mi preparano a reagire fisiologicamente ai pericoli (come l'adrenalina), che a loro volta aumentano la frequenza cardiaca, quella respiratoria e la pressione sanguigna. Mi sento nervoso, inizio a sudare e a volte ho la nausea. Una parte di me sa che non accadrà nulla di spiacevole, ma perlopiù voglio fuggire da quella situazione.

Dal momento che questi ormoni sono molto importanti nel generare le risposte di paura, è stato interessante scoprire che la fase REM è l'unico momento della giornata (o nottata) in cui la loro produzione è disattivata. Questo significa che, per quanto i sogni che avvengono durante questa fase possano essere paurosi o inquietanti, non potranno mai reggere il confronto con la medesima esperienza da svegli.

Se li vediamo sotto questa luce, i sogni della fase REM sono una sorta di psicoterapia che permette di rivisitare ricordi ed eventi spiacevoli pur rimanendo calmi. Questo consente di processare le emozioni e di disinnescarle.

IL SOGNO CON I RAGNI

Per scrivere questo libro, ho intervistato molte persone sul sonno e sui sogni. Uno dei miei interlocutori mi ha raccontato la storia che segue, che è un perfetto esempio di sogno terapeutico: «Da giovane avevo paura dei ragni; non era terribile, ma abbastanza forte da spingermi a lasciare la stanza se ne vedevo uno. Una notte ho sognato di essere seduto in una stanza buia. Dal punto in cui ero si vedeva la porta. Sotto la porta c'era una fessura illuminata, attraverso la quale diversi ragnetti zampettavano all'interno della stanza. La fessura è diventata a mano a mano più grande, lasciando passare ragni di dimensioni sempre maggiori. Per qualche strano motivo non avevo paura, ero solo curioso di sapere quanto grandi sarebbero diventati. Poi mi sono svegliato. La cosa strana è che dopo quel sogno non ho più avuto paura dei ragni. La volta successiva che ne ho visto uno, sono addirittura riuscito a raccoglierlo senza urlare».

Il sonno dei vincenti

Un altro aspetto positivo del sonno REM è che ci rende più creativi. Sembra che l'antico detto che invita a «dormirci sopra» sia vero: le ricerche mostrano che una buona nottata di sonno, e in particolar modo una con lunghe fasi REM, aumenta la capacità di sviluppare soluzioni innovative.

Quando un problema mi affligge, spesso lo scrivo in un taccuino, lo metto da parte e lo considero di nuovo la mattina successiva. Mi sono accorto che aiuta. Le decisioni prese in tarda serata o dopo una notte insonne sono spesso quelle che rimpiangiamo.

Ci sono moltissime storie riguardo a persone che hanno trovato l'illuminazione durante il sonno.

- La scrittrice Mary Godwin (poi Mary Shelley) sviluppò l'idea di *Frankenstein* dopo aver sognato uno scienziato che scopriva come creare la vita ed era raccapricciato dalle proprie azioni.
- Paul McCartney afferma di aver composto in sogno la melodia di *Yesterday*.
- Ancor più sorprendente è quanto affermato da Keith Richards, che non solo sostiene di aver sognato le prime note della più famosa hit dei Rolling Stones, ma addirittura di aver suonato il brano nel sonno. La leggenda vuole che il musicista tenesse sempre una chitarra e un registratore accanto al letto; un mattino di maggio del 1965, mentre la band era in tour in Florida, si svegliò accorgendosi che la piastra era accesa. Riproducendo il nastro, scoprì di aver inciso il riff iniziale di *Satisfaction*.
- Dato che il sonno REM ha a che fare con l'eccitabilità neuronale nel cervello, non c'è da stupirsi se Otto Loewi,

lo scienziato che per primo comprese come comunicano i nervi, dovette la sua maggiore scoperta a un sogno. Nella primavera del 1920, il dottor Loewi si trovava a un punto morto. Era convinto che la comunicazione nel sistema nervoso avvenisse tramite segnali chimici e aveva trascorso gli ultimi 17 anni cercando di dimostrare le sue teorie, ma invano. Poi, la domenica di Pasqua del 1920, fece un sogno. Si svegliò e scribacchiò qualche appunto su un foglio prima di addormentarsi di nuovo. La mattina dopo, si ricordava di aver scritto qualcosa di importante, ma non fu in grado di decifrare la propria calligrafia, né di ricordare che cosa avesse sognato. Fortunatamente, la notte successiva il sogno gli si ripropose. Questa volta si alzò e annotò il tutto in modo più ordinato. Nel sogno eseguiva un esperimento sulle rane che gli consentiva di dimostrare le sue teorie. Come scrisse in seguito: «Mi alzai, andai subito in laboratorio ed eseguii un esperimento sul cuore di una rana, proprio come avevo sognato». L'esperimento funzionò, e in seguito gli valse il premio Nobel per la medicina.

Che cosa succede quando dormiamo male

Perché la carenza di sonno fa ingrassare

Una notte insonne non influisce solo sul cervello, ma anche sul corpo e sulla sua capacità di controllare il livello della glicemia. A lungo andare, l'insonnia può favorire l'obesità e il diabete.

Qualche anno fa, per capire quale fosse l'impatto di qualche notte insonne, ho preso parte a un esperimento con la dottoressa Eleanor Scott della University of Leeds. Abbiamo reclutato un campione di volontari e fornito loro dispositivi per monitorare l'attività e glucometri da braccio, per misurare costantemente il livello di zuccheri nel sangue senza dover pungere il dito in continuazione.

Abbiamo chiesto ai volontari di dormire normalmente per le prime due notti, in modo da fornirci i valori di riferimento, e di andare a letto 3 ore più tardi del solito per le due notti successive.

Non mi sarei sentito a mio agio a chiedere loro di sottoporsi all'esperimento senza accompagnarli nella medesima impresa. Inoltre, ero curioso di scoprire che cosa sarebbe accaduto alla mia glicemia. Nel 2012 mi è stato diagnosticato il diabete di tipo 2, una patologia che ho sconfitto adottando la dieta 5:2 e perdendo nove chili. Quale sarebbe stato l'effetto di un paio di notti insonni?

Dopo aver condotto l'esperimento, sono tornato a Leeds per incontrare la dottoressa Scott e gli altri volontari. Tutti lamentavano di avere sofferto di attacchi di fame.

Uno di loro ha affermato: «Mi è venuta voglia di biscotti alla crema, e non mi sono fermato a uno. Ne ho mangiati dieci».

«È strano?», gli ho chiesto.

«Be', non è certo normale all'ora di colazione!»

Tutti i partecipanti, sia chi si era abbuffato di biscotti sia chi si era attenuto alla dieta regolare, riportavano valori di glicemia considerevolmente più elevati in seguito alla carenza di sonno, al punto che alcuni di noi (me compreso), che avevano livelli normali all'inizio dell'esperimento, ora si avvicinavano ai valori del diabete di tipo 2. Il livello di zuccheri nel sangue è tornato normale dopo una nottata di sano riposo.

Come sottolineato dalla dottoressa Scott, è ormai provato che chi dorme male ha maggiori probabilità di diventare sovrappeso o obeso e di sviluppare il diabete di tipo 2 rispetto a chi dorme bene.

Qual è il motivo? Come afferma la dottoressa Scott: «La carenza di sonno agisce sugli ormoni che regolano l'appetito, aumentando la probabilità di essere affamati e riducendo quella di sentirsi sazi. Sappiamo anche che gli individui carenti di sonno tendono a bramare cibi dolci, il che potrebbe spiegare la voglia di biscotti alla crema. Inoltre, quando restiamo svegli in orari deputati al sonno, produciamo una maggiore quantità di cortisolo, l'ormone dello stress, che può influenzare i livelli di glicemia il giorno successivo».

Il nostro è stato un esperimento su scala ridotta, ma una recente meta-analisi svolta da un gruppo di ricercatori del King's College di Londra[2] ha evidenziato che le persone carenti di sonno assumono in media 385 calorie aggiuntive al giorno, l'equivalente di una fetta di torta di grandi dimensioni.

Quando siamo stanchi, la glicemia sale e gli ormoni che regolano la fame schizzano alle stelle, ma non finisce qui: l'attività cresce anche nelle aree del cervello associate alle ricompense. In altre parole, siamo più propensi del normale a consumare cibi poco sani come patatine e cioccolato.

Stando a un altro studio,[3] l'effetto sui bambini è molto simile. I ricercatori hanno esaminato un gruppo di bambini di età compresa tra 3 e 4 anni, che normalmente dormivano di pomeriggio. Non solo ai piccoli è stato tolto il sonnellino pomeridiano, ma sono stati anche tenuti svegli per 2 ore in più la sera.

Il giorno successivo, i bimbi hanno assunto il 21% di calorie in più del solito, e il 25% di merendine zuccherate in più. Dopo che è stato loro permesso di dormire quanto desideravano, per un giorno hanno assunto ancora il 14% di calorie in più rispetto ai valori precedenti all'esperimento.

Il circolo vizioso

La carenza di sonno fa ingrassare, e accumulare grasso in eccesso (in particolar modo su pancia e collo) peggiora a sua volta la qualità del sonno. È un circolo vizioso. Quando ero sovrappeso e soffrivo di diabete dormivo male, almeno in parte perché russavo moltissimo. Essere sovrappeso aumenta notevolmente il rischio di soffrire di apnea notturna, un disturbo che interrompe di continuo la respirazione durante la notte. Questo ci fa sentire stanchi e affamati, oltre a essere deleterio per il cervello.

Uno studio svedese[4] ha mostrato gli effetti negativi del peso in eccesso sul sonno. I ricercatori hanno reclutato 400 donne sulla cinquantina provenienti da Uppsala. La metà di loro era sovrappeso e soffriva di «obesità centrale», il che significa che la circonferenza della vita era superiore a 88 cm. L'altra metà era composta da individui più magri, con normali valori di indice di massa corporea (IMC). Dopo le misurazioni, le donne sono state condotte nel laboratorio del sonno e collegate a elettroencefalografi.

Le donne hanno potuto dormire finché volevano, e le differenze registrate nella qualità e quantità del sonno sono state notevoli. Chi aveva meno grasso addominale dormiva in media 25 minuti più a lungo. Inoltre, la durata del sonno profondo (rigenerante per il cervello) era superiore del 20% e quella del sonno REM (positivo per le emozioni) del 22%.

Sindrome metabolica

La carenza di sonno contribuisce anche all'insorgere della sindrome metabolica, un termine medico che indica un insieme di disturbi tra cui eccesso di grasso addominale, ipertensione e aumento di glicemia e colesterolo, che a loro volta favoriscono il rischio di diabete di tipo 2, ictus e malattie cardiovascolari. La sindrome metabolica, nota anche come «sindrome X», interessa un adulto su quattro nel Regno Unito e ha un profondo impatto sulla salute a lungo termine, non solo perché favorisce l'ulteriore accumulo di grasso addominale, ma anche perché porta a una maggiore insulinoresistenza. In altre parole, il corpo deve produrre sempre più insulina per riportare alla normalità i valori di zucchero nel sangue.

Effetti sull'umore

Chi dorme male sa quali siano gli effetti su rabbia e irritabilità, e come la gioia di vivere venga risucchiata. Sentirsi ansiosi o depressi influisce a sua volta sul sonno. Essere agitati tiene svegli corpo e cervello proprio quando dovrebbero calmarsi. Analizzeremo meglio questo conflitto nel capitolo 4.

Effetti della carenza di sonno sulla salute

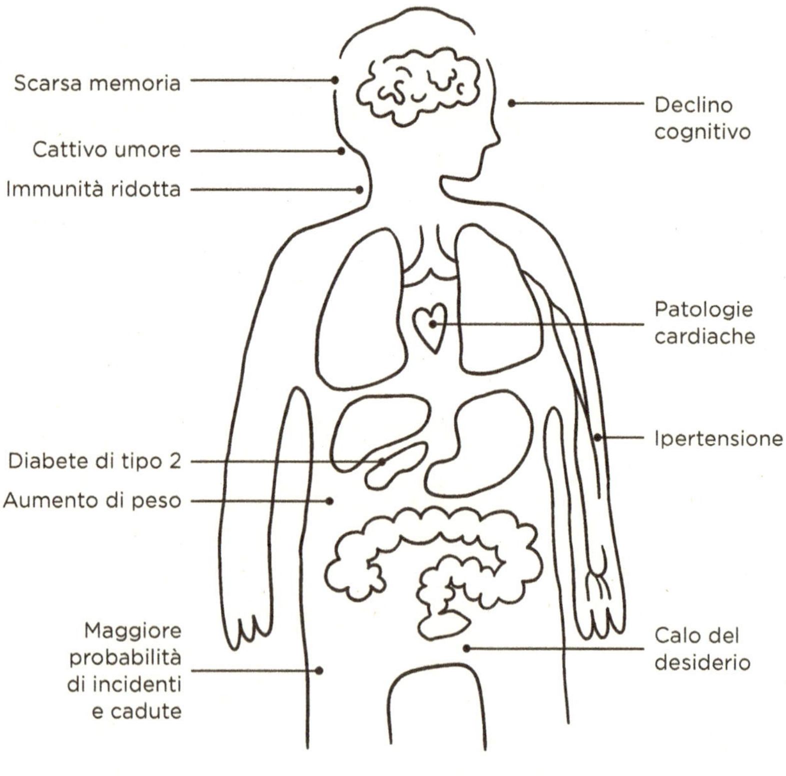

Calo del desiderio

Oltre a renderci «troppo stanchi per il sesso», la carenza di sonno sopprime la produzione dei due principali ormoni sessuali: estrogeni e testosterone. Questo, a sua volta, influisce sul desiderio.

La buona notizia è che dormire di più dovrebbe migliorare la situazione. Uno studio durato due settimane[5] su un campione di 171 donne statunitensi ha scoperto che un'ora aggiuntiva di sonno aumentava del 14% la probabilità di voler avere rapporti sessuali la notte successiva.

È vero anche l'opposto? Fare più sesso migliora la qualità del sonno? In teoria sì, dato che il sesso regolare aumenta il livello di ossitocina (nota anche come «ormone dell'amore», perché favorisce l'attaccamento tra esseri umani) e riduce quello di ormoni dello stress come il cortisolo. Per quanto riguarda il sonno, però, sembra essere più efficace per gli uomini che per le donne.

In un recente sondaggio[6] eseguito da ricercatori della Central Queensland University, il 68% degli uomini intervistati riporta miglioramenti nel sonno dovuti al sesso, mentre per le donne accade nel 59% dei casi. Un elemento interessante è che l'11% delle donne afferma che il sesso peggiora la qualità del sonno, contro il 4% degli uomini.

Secondo i ricercatori, la differenza è dovuta alla maggiore probabilità di raggiungere l'orgasmo durante il rapporto sessuale da parte degli uomini rispetto alle donne.

Inoltre, «nonostante l'orgasmo con il partner sembri apportare i maggiori benefici per quanto riguarda il sonno, anche quello raggiunto tramite auto-stimolazione può avere effetti positivi». Forse è il caso di indagare più a fondo…

Monitorare il sonno

Ormai avrete capito che dormire a sufficienza è fondamentale per il cervello, il girovita e la sfera sessuale, ma come si fa a capire quanto si dorme? La maggior parte di noi non ha accesso a un laboratorio.

Senza un elettroencefalografo è difficile ottenere un'immagine realistica del sonno, ma alcuni dei più recenti braccialetti per il monitoraggio dell'attività, che misurano anche la frequenza cardiaca, consentono di ottenere buoni risultati. Ne ho esaminati diversi, e alla fine ho optato per Fitbit Alta HR con rilevazione del battito cardiaco.

Questo modello è stato sottoposto a veri e propri studi clinici, compreso un esperimento[7] della Monash University in Australia in cui la sua accuratezza è stata paragonata ai dati raccolti per 49 soggetti con i macchinari di un laboratorio del sonno. I ricercatori hanno concluso che il dispositivo rilevava discretamente la fase di sonno REM e quella di sonno profondo, ma tendeva a sovrastimare la durata totale del sonno perché faceva fatica a distinguere una persona immobile, ma sveglia, da una addormentata.

Detto questo, credo che valga la pena di usare un prodotto del genere. Inoltre, vi consiglio di tenere un diario del sonno.

Il diario del sonno

Ho indossato il braccialetto per diversi mesi, tenendo allo stesso tempo un diario dettagliato del sonno, e i dati riportati sembravano riflettere la qualità della mia esperienza. Nel capitolo 6 ho incluso la copia di una pagina di questo diario, e altre pagine sono disponibili per il download all'indirizzo fast-asleep.com. Se volete scoprire come dormite o se soffrite d'insonnia, tenere un diario è fondamentale. Più avanti vedremo meglio perché.

Efficienza del sonno

Uno dei valori che i dispositivi di monitoraggio vi consentono di calcolare è la cosiddetta «efficienza del sonno», una parte fondamentale del programma Fast Asleep. Di cosa si tratta? Come già anticipato, è la misura del tempo che trascorrete a letto dormendo.

Prendiamo il mio caso come esempio. Cerco di andare a letto alle 23 e di alzarmi alle 7 quasi ogni giorno, fine settimana compreso. Se volete dormire bene, la routine è molto importante, e io tengo alla qualità del mio sonno.

Secondo il tracker, in un mese ho trascorso a letto in media 7 ore e 50 minuti ogni notte, dormendo solo per 6 ore e 40 minuti. Per il resto del tempo cercavo di dormire, leggevo o mi aggiravo per la casa.

Se esprimiamo questi valori in minuti, è possibile calcolare l'efficienza del sonno:

$$(6 \times 60) + 40/(7 \times 60) + 50 = 400/470 = 85\%$$

85% è un valore di tutto rispetto. Di fatto, qualsiasi valore compreso tra 85% e 90% è eccellente, e solo poche persone riescono ad avere un valore di efficienza del sonno superiore al 90%. Chi soffre d'insonnia probabilmente è intorno al 70%.

E per quanto riguarda le diverse fasi del sonno? Sempre secondo il dispositivo, all'interno delle 6 ore e 40 minuti, il 17% del tempo era occupato dal sonno profondo e il 18% dal sonno REM. Il resto del tempo corrispondeva al sonno leggero.

Questi valori sono abbastanza buoni. Secondo un recente studio condotto da Fitbit,[8] l'utente medio resta sveglio 55 minuti per notte e dorme 6 ore e 33 minuti per notte. La fase di sonno profondo occupa il 15% del tempo e la fase REM più o meno il 20%.

Sempre secondo Fitbit, la durata del sonno cala con l'avanzare dell'età. Se il valore medio per i giovani adulti è di 6 ore e 58 minuti, le persone sopra i 52 anni dormono in media 6 ore e 33 minuti. La differenza principale si riscontra nella durata del sonno profondo, che passa da 71 a 50 minuti per notte per i soggetti sopra i 50 anni.

Lo stesso studio evidenzia che le donne dormono in media leggermente più a lungo degli uomini, circa 25 minuti per notte, un dato confermato da altri studi condotti su adulti negli Stati Uniti.

Sembra che le donne diano maggiore priorità al sonno, forse perché sanno meglio riconoscere i benefici per la salute. Ci sono anche indizi che dimostrano che le donne sono più sensibili agli effetti della carenza di sonno.

Riassumendo

- Ci sono tre diverse fasi del sonno: sonno leggero, sonno profondo e sonno REM.
- Durante la notte seguiamo cicli di circa 90 minuti. La maggior parte del sonno profondo avviene nella prima metà della nottata, mentre il sonno REM nelle ore successive.
- Circa la metà della notte trascorre nella fase di sonno leggero.
- Il sonno profondo serve a pulire il cervello e riordinare i ricordi.
- Durante il sonno REM si verificano sogni vividi che ci aiutano a processare le emozioni.

- La carenza di sonno aumenta il rischio di obesità, diabete di tipo 2, demenza, ipertensione e sbalzi d'umore. Riduce anche il desiderio sessuale.
- Non è importante quanto tempo trascorriamo a letto in totale, ma quanto tempo dormiamo. Riuscire a stimare l'efficienza del sonno è la chiave per seguire il programma Fast Asleep.

CAPITOLO 2
COSA CI FA ADDORMENTARE E COSA CI TIENE SVEGLI

Lo stimolo a dormire inizia ad accumularsi fin dal mattino, quando apriamo gli occhi e ci alziamo dal letto. Poco prima che ci svegliamo, il corpo inizia a secernere determinati ormoni, tra cui il cortisolo, che ci preparano alla giornata. Al risveglio, però, ha inizio anche il rilascio di una sostanza chiamata adenosina.

L'adenosina si lega ai recettori nel cervello, rallentando l'attività cerebrale. È l'inibizione di questa attività che provoca la sensazione di sonnolenza.

Più stiamo svegli, più i livelli di adenosina crescono. Più alti sono i livelli di adenosina, più sonno abbiamo. Quando finalmente ci corichiamo e ci addormentiamo, l'adenosina è scomposta ed eliminata.

Se avete sonno ma volete rimanere svegli, è possibile bloccare temporaneamente gli effetti dell'adenosina assumendo la sostanza psicoattiva più diffusa al mondo: la caffeina. La caffeina si lega ai recettori del cervello che in altre circostanze sarebbero occupati dall'adenosina, con l'effetto di risvegliarvi.

Come avrete già avuto modo di notare, gli effetti della caffeina sono diversi da persona a persona. Qualcuno, come mia moglie, è molto sensibile alla caffeina. Le basta una tazza di caffè per svegliarsi. Sembra anche che nel suo organismo la caffeina rimanga in circolo molto più a lungo che nel mio.

La ragione per cui è necessario continuare a consumare caffeina è che viene costantemente scomposta dal fegato. L'emivita della caffeina dura in media 5 ore; questo significa che se bevete una tazza di caffè alle 18, la metà della caffeina in essa contenuta sarà ancora in circolo alle 23. Alle 4 del mattino, il valore si sarà ridotto a un quarto.

Se siete sensibili alla caffeina, continuerete ad avvertire gli effetti della tazza di caffè pomeridiana fino a tarda notte, rigirandovi nel letto e chiedendovi perché non riuscite a prendere sonno.

Riportare i valori medi, però, è fuorviante, perché alcune persone processano la caffeina molto più rapidamente di altre. L'emivita «media» è pari a 5 ore, ma la durata effettiva è compresa tra un'ora e mezzo e 9 ore.

Se il vostro corpo è particolarmente lento nell'eliminare la caffeina, sentirete gli effetti del tè o del caffè mattutino fino a sera inoltrata. Al contrario, se siete naturalmente in grado di eliminare la caffeina con rapidità, potrete bere caffè la sera senza che il sonno ne risenta.

Ci sono molti fattori che influenzano l'emivita della caffeina per ognuno di noi, come sesso, età, peso ed eventuali farmaci. La pillola anticoncezionale, per esempio, riduce drasticamente la capacità del fegato di scomporre la caffeina.

Il fattore principale, tuttavia, è genetico. Se siete interessati, è possibile svolgere un test presso aziende private come, per esempio, 23andMe. Si ordina un test e qualche giorno più tardi si riceve a casa una provetta per raccogliere un campione di saliva. Qualche settimana dopo averlo inviato all'azienda, è possibile consultare i risultati online.

Io l'ho fatto qualche anno fa, ottenendo risultati interessanti. Secondo l'azienda, il test suggerisce che è improbabile che soffra di calvizie (vero) o che mi venga la forfora (vero), ma che è probabile che la mia urina odori di asparagi dopo averli mangiati (anche questo è vero). Per quanto riguarda la caffeina, sono più sensibile della media e dovrei limitarne l'assunzione. Di norma bevo due o tre tazze di caffè durante la mattinata e raramente lo bevo dopo l'ora di pranzo.

Gli orologi interni

Oltre all'accumulo di adenosina, l'altro principale stimolo a dormire proviene dall'orologio circadiano. Nelle profondità più remote del cervello c'è un gruppo di cellule chiamato nucleo sopracchiasmatico (SCN). Se praticassimo un buco in mezzo alle sopracciglia, proseguissimo fino a raggiungere l'ipotalamo e inserissimo un elettrodo nel buco, saremmo in grado di sentirne il ticchettio.

Per quanto possa sembrare strano, l'orologio circadiano non segue una giornata di 24 ore esatte. Alcuni orologi sono in anticipo, altri in ritardo. Se il vostro orologio è in anticipo rientrate nelle cosiddette «allodole», e tenderete a svegliarvi presto; se l'orologio è in ritardo allora farete parte dei «gufi», ovvero delle persone a cui piace rimanere in piedi fino a tardi. Il motivo per cui il vostro ritmo non è completamente sballato è che l'orologio interno viene resettato ogni giorno dalla luce naturale.

I raggi della luce solare colpiscono dei recettori presenti sul retro dell'occhio che non sono legati alla vista, ma collaborano con l'SCN. Questo, a sua volta, invia segnali agli altri organi del corpo, compreso l'apparato digerente, dicendo loro che la giornata è iniziata ed è ora di mettersi al lavoro. È un po' come quando gridiamo ai nostri figli: «Sveglia! La colazione è pronta tra 20 minuti!».

Così come il termostato fa in modo che la casa sia calda quando ci alziamo, l'SCN aumenta la temperatura corporea interna per prepararci al risveglio.

Inoltre, nelle prime ore del mattino, disattiva la produzione di melatonina, un ormone collegato all'orologio che viene secreto di sera e ci aiuta a dormire (lo vedremo più avanti), e attiva il rilascio di cortisolo, l'ormone dello stress.

A complicare maggiormente la questione c'è il fatto che anche i singoli organi sono regolati da orologi, ognuno dei quali è collegato all'orologio principale ma non necessariamente attivato da esso. L'orologio del fegato, per esempio, non è resettato dalla luce ma dagli orari dei pasti. Questo è importante, perché quando gli orologi biologici non sono più sincronizzati con il mondo esterno – e tra di loro – iniziano i guai. A questo punto avrete difficoltà a addormentarvi, soffrirete di attacchi di fame, avrete problemi a controllare la glicemia, vi sentirete abbattuti e stanchi e farete fatica a concentrarvi. Questo fenomeno è detto «jet lag sociale», perché i suoi effetti sono simili a quelli che avvertiamo viaggiando attraverso diversi fusi orari.

Fortunatamente, è possibile sincronizzare gli orologi e rimettere il corpo in carreggiata con soluzioni abbastanza lineari, come assicurarsi di mangiare il giusto tipo di cibo e di esporsi al giusto tipo di luce, il tutto alla giusta ora. È proprio ciò che questo libro vuole aiutarvi a fare.

Gufi e allodole

Alcuni di noi balzano giù dal letto pronti all'azione fin dalla prima mattina, altri hanno bisogno di una (o due) sveglie per arrivare al lavoro in orario.

Mia moglie riesce a lavorare fino a tardi, mentre io preferisco andare a letto poco dopo le 22. Io sono un'allodola, Clare è un gufo. Se siamo a una festa, alle 23 io muoio dalla voglia di andare a casa, lei si sta appena ambientando. Abbiamo due diversi cronotipi, e ci sono prove che indicano che non si tratta tanto di preferenze personali quanto di una predisposizione genetica.

Per saperne di più sulla relazione tra cronotipi e pattern di sonno, mi sono rivolto a Simon Archer, professore di biologia molecolare del sonno alla University of Surrey. Tra le altre cose, Simon ha condotto studi per esaminare i collegamenti tra i marcatori genetici degli individui e la loro vulnerabilità alla carenza di sonno.

Gli ho inviato i dati del mio test di 23andMe e li ha esaminati nel dettaglio. Che conclusioni ne ha tratto il suo team? Ecco il responso.

«Prima di tutto, ci sono tre marcatori genetici che lasciano presupporre che tu sia una persona mattiniera. Abbiamo anche trovato un marcatore legato a un alto rischio d'insonnia e uno associato alla scarsa efficienza del sonno in soggetti sottoposti ad alto stress lavorativo. Da quel che posso vedere, suppongo che il tuo sonno sia spesso incostante e frammentato e che tu abbia bisogno di dormire più della media.»

È tutto vero, quando sono stressato sono di pessimo umore e dormo male.

Quindi, i miei geni confermano ciò che sospettavo da lungo tempo: sono una persona il cui orologio circadiano è leggermente in anticipo, e per questo preferisco andare a letto presto e svegliarmi presto.

È possibile stabilire se siamo gufi o allodole senza sottoporsi a un test genetico? Provate a rispondere alle seguenti domande con un semplice «sì» o «no».

1. Ti svegli di buon grado senza aver bisogno di una sveglia entro le 7?
2. Se vai a letto alle 22, ti addormenti in fretta?
3. Provi a coricarti sempre prima di mezzanotte, anche se sei in vacanza?
4. Hai problemi a addormentarti prima di mezzanotte?
5. Ti serve una sveglia per trascinarti fuori dal letto al mattino?
6. Senti di non aver bisogno di mangiare subito e ti basta un caffè?

7. Se ne avessi la possibilità, dormiresti fino alle 11 o più tardi?

Se avete risposto «sì» alle prime tre domande e «no» alle ultime quattro, appartenete alla fazione delle allodole; se invece la situazione è opposta, il vostro popolo sono i gufi.

Da allodole a gufi e viceversa

Il cronotipo non ha solo fondamenti genetici, anche l'età e il sesso sono importanti per definirlo.

Uno studio su 25.000 soggetti di diverse età a cui è stato chiesto di compilare un questionario sul cronotipo[9] ha scoperto che, nonostante la maggior parte dei bambini sia composta da allodole, una certa qualità «gufesca» inizia a manifestarsi durante l'adolescenza, per raggiungere il picco massimo intorno ai 20 anni. Gli adolescenti portano lo smartphone nella stanza da letto, restano svegli fino a tardi per chattare con gli amici sui social media e fanno fatica ad alzarsi di mattina. Si presentano alla colazione con un grugnito, rifiutano le offerte di cibi sani e preferiscono abbuffarsi di merendine e bevande energetiche per svegliarsi mentre vanno a scuola .

È un comportamento davvero fastidioso, ma, in un certo senso, non è colpa loro. Il sopraggiungere della pubertà modifica le impostazioni dell'orologio interno, ritardandolo in media di 1 o 2 ore. Bambini angelici che un tempo andavano a letto alle 21.30 e si alzavano alle 7 (restando a letto per le 10 ore necessarie) si trasformano in adolescenti riottosi che non hanno voglia di andare a dormire e hanno ancora meno voglia di alzarsi alle 7, dopo aver riposato per meno di 7 ore.

Le differenze sono anche di carattere sessuale. Le ragazze, che di norma raggiungono la pubertà prima dei maschi, si trasformano in gufi a un'età più giovane, raggiungendo il punto di massima «gufaggine» intorno ai 19 anni prima di ricominciare la trasformazione in allodole. L'orologio dei maschi, invece, li spinge ad andare a letto sempre più tardi fin verso i 21 anni, l'età in cui entrano nel mondo degli adulti. Queste caratteristiche permangono fino ai 50 anni circa, età in cui le differenze tra i sessi spariscono.

È una vera scocciatura sia per i genitori sia per i figli, perché spesso dà origine a molti conflitti, ma forse lo scopo di madre natura è proprio questo. Quando i bambini sono molto piccoli, è fondamentale che i genitori li accudiscano e si occupino di loro. Quando crescono, però, devono iniziare ad affermare la propria identità, a prepararsi per la vita al di fuori della casa parentale e a cavarsela da soli, proprio come i nostri antenati facevano quando lasciavano la sicurezza della tribù. Farli restare svegli fino a tardi con altri adolescenti mentre i genitori dormono potrebbe essere la strategia della natura per favorire i legami nelle generazioni future.

Purtroppo, il mondo moderno non asseconda queste tendenze. Forse l'orologio interno degli adolescenti li spinge a coricarsi e ad alzarsi più tardi del previsto, ma i genitori urlano che è ora di vestirsi e andare a scuola. Il risultato di questa incompatibilità è che meno del 25% degli adolescenti dorme per tutte le 9 o 10 ore consigliate durante i giorni di scuola.

La soluzione più ovvia sarebbe posticipare l'orario d'inizio delle lezioni, e diverse scuole hanno provato ad attuarla. Nel 2016, la città di Seattle ha annunciato che la maggior parte delle scuole medie e tutti gli istituti superiori avrebbero aperto un'ora più tardi, spostando l'orario di entrata dalle 7.50 alle 8.45. I genitori non ne sono stati felici, e tutte le attività extracurriculari hanno subito modifiche, per cui ci sono state lamentele anche da parte del personale. Ne è valsa la pena?

I ricercatori hanno chiesto a 170 studenti di due scuole interessate dal provvedimento di indossare dispositivi per monitorare il sonno, e hanno scoperto che posticipare l'inizio delle lezioni di quasi un'ora sortisce effetti significativi sulla sua durata. La media è passata dalle 6 ore e 50 minuti precedenti alla modifica a 7 ore e 24 minuti, per un aumento medio di 34 minuti per notte. L'aumento delle ore di sonno ha portato anche un miglioramento delle prestazioni scolastiche e del tasso di frequentazione.

Un altro studio,[10] condotto a Fairfax, in Virginia, ha tracciato un nesso tra il ritardo nell'inizio delle lezioni e una riduzione degli incidenti automobilistici. Gli studenti di età compresa tra 16 e 18 anni che si spostano con la propria auto hanno il 9% di probabilità in meno di fare un incidente se frequentano una scuola in cui le lezioni iniziano più tardi.

Trasformare i gufi in allodole

Essere un gufo può portare a molti litigi con i genitori durante l'adolescenza e rivelarsi decisamente inopportuno in età adulta.

Di recente ho conosciuto Marie, una nottambula con un lavoro a tempo pieno e due figli di 3 e 5 anni. È un gufo fin dall'adolescenza, e mi ha detto che, se fosse per lei, resterebbe sempre sveglia fino alle 2 o alle 3 e si alzerebbe intorno alle 11.

Dal momento che i suoi figli sono molto piccoli, non può farlo, anche perché inizia a lavorare alle 9 del mattino. Di solito va a letto intorno alle 23, ma resta sveglia almeno fino alle 2. Alle 7, è bruscamente ridestata dalla sveglia o dai bimbi che irrompono in camera. Anche suo marito è un gufo, ma, al contrario di Marie, riesce a essere operativo pur dormendo solo 5 o 6 ore per notte. Lei, invece, si alza quasi sempre sentendosi a pezzi.

Le ha provate tutte, dal praticare attività fisica all'evitare di dormire fino a tardi nel weekend, senza alcun successo. L'unica soluzione funzionante sono i sonniferi, ma non ha intenzione di affidarsi a essi a lungo termine.

La buona notizia per le persone come Marie è che è possibile trasformarsi da gufi in allodole nel giro di sole tre settimane, e senza dover ricorrere a farmaci.

Il metodo per farlo è resettare gli orologi interni, stando attenti all'esposizione alla luce e agli orari dei pasti.

Per dimostrare la fattibilità di questo cambiamento, alcuni ricercatori della Monash University in Australia hanno reclutato 22 gufi (uomini e donne), abituati a coricarsi intorno alle 2.30 e a svegliarsi alle 10,[11] e chiesto loro di rispettare nove semplici regole per tre settimane.

1. Alzarsi almeno 2 ore prima del normale (in questo caso alle 8 del mattino).
2. Stare all'aperto ed esporsi a molta luce naturale nel corso della mattinata.
3. Fare colazione il prima possibile.
4. Praticare attività fisica solo di mattina.
5. Pranzare alla stessa ora tutti i giorni.
6. Evitare la caffeina dopo le 16.
7. Evitare i sonnellini dopo le 16.
8. Evitare le luci intense di sera e coricarsi un paio d'ore prima del normale, quindi intorno a mezzanotte.
9. Attenersi a questo regime tutti i giorni, weekend compresi.

Dopo tre settimane, i gufi sono riusciti a spostare il proprio orologio di circa 2 ore. Non solo andavano a letto prima, ma i loro livelli di melatonina, l'ormone che induce il sonno, raggiungevano il picco 2 ore in anticipo.

Sincronizzare l'orologio corporeo ha consentito loro di sentirsi meno assonnati durante il giorno e migliorato il loro umore. I risultati dei test per stress e depressione sono migliorati, così come quelli dei testi cognitivi. Sono diventati anche più forti fisicamente.

Anche Marie ha seguito questi consigli, e ora trova molto più facile addormentarsi e alzarsi a orari più convenzionali.

I benefici del campeggio

Un metodo ancora più rapido per trasformarsi da gufi in allodole potrebbe essere campeggiare nella natura. Il professor Kenneth Wright, della University of Colorado di Boulder, ha inviato 8 persone (6 uomini e 2 donne) a fare un'escursione nelle Montagne Rocciose.[12] Ha fornito loro dispositivi per misurare l'esposizione alla luce solare e monitorare la quantità di sonno. Durante la settimana trascorsa nella natura, i partecipanti non erano autorizzati a usare torce né cellulari, e l'unica luce che avevano a disposizione di sera era quella delle candele o del falò.

I dispositivi hanno mostrato che il livello di luce naturale a cui sono stati esposti durante l'escursione era quadruplo rispetto al normale, e questo ha avuto un grande impatto sugli schemi di sonno.

Prima dell'escursione, si coricavano in media a mezzanotte e mezza, una volta tornati a casa l'orario si aggirava intorno alle 23. I loro schemi di sonno erano molto più allineati con il sorgere e il calare del sole.

Svolgendo test di laboratorio, Wright ha scoperto che la produzione di melatonina nei partecipanti aveva inizio 2 ore prima rispetto al periodo precedente l'escursione. In una sola settimana, ha trasformato i gufi in allodole. Chissà, forse potrebbe essere un metodo efficace anche per gli adolescenti.

Che cosa ci tiene svegli?

La mia idea di «buona nottata di sonno» prevede di coricarmi intorno alle 23, addormentarmi entro pochi minuti e aprire gli occhi riposato intorno alle 7, senza bisogno di ricorrere a una sveglia. Sarebbe fantastico. In passato succedeva spesso, oggi non accade quasi mai.

Non ho problemi a addormentarmi una volta a letto, ma quasi sempre mi sveglio nel cuore della notte e a volte fatico a prendere sonno di nuovo. In questo senso, il mio è un caso d'insonnia classica.

Ci sono diversi tipi d'insonnia; non riuscire a addormentarsi è piuttosto comune, così come svegliarsi molto presto. La forma più diffusa, tuttavia, è quella di chi si sveglia durante la notte. Questo accade più spesso a mano a mano che l'età avanza, sia perché il sonno diventa sempre più leggero, sia perché è più probabile avvertire lo stimolo di urinare e dover andare in bagno.

Tendevo a innervosirmi molto quando ciò accadeva. Indipendentemente da quanto fossi stanco, mi svegliavo 4 ore e mezzo dopo essermi addormentato (di norma intorno alle 3.30). Mi alzavo per andare in bagno, tornavo a letto e restavo disteso per ore interminabili, preoccupandomi di non riuscire a prendere sonno e paventando la stanchezza mattutina. Finalmente mi assopivo, solo per essere scosso dalla sveglia alle 7.

Poi, qualche anno fa, durante le ricerche per un documentario sulla vita nei bassifondi nell'età vittoriana, ho intervistato Roger Ekirch, professore di storia all'università statunitense Virginia Tech. Mi ha detto che i miei schemi di sonno (dormire, svegliarsi e riaddormentarsi) erano molto comuni in epoca preindustriale. Sembra che le persone si coricassero intorno alle 21, dormissero per circa 5 ore e si svegliassero intorno alle 2. Svolgevano qualche lavoro domestico, visitavano gli amici o si godevano «un po' d'intimità» prima di tornare a riposare.

Il professor Ekirch ritiene che questo sia stato modificato dalle pressioni dell'era industriale e dall'introduzione della luce elettrica; dormire per tutta la notte divenne la nuova consuetudine. Per questo, i concetti di una «prima» e «seconda» fase di sonno scomparvero dall'immaginario comune. Anche i sonnellini, che possono essere di grande beneficio e che erano molto diffusi nei paesi più caldi, sono in gran parte stati abbandonati.

Per supportare la sua teoria sulle radici del sonno bifasico (diviso in due momenti), il professor Ekirch mi ha consigliato le ricerche del dottor Thomas Wehr, uno psichiatra in forza al National Institute of Mental Health.[13]

All'inizio degli anni Novanta, il dottor Wehr condusse un esperimento per il quale convinse un gruppo di volontari in salute a trascorrere un mese all'interno del suo laboratorio, passando 14 ore al giorno in condizioni di buio totale.

Al termine dell'esperimento, i volontari dormivano in media 8 ore per notte, ma non in un unico blocco. Al contrario, dormivano per un periodo compreso tra 3 e 5 ore, si svegliavano per un paio d'ore e tornavano a dormire per un secondo blocco di durata simile al primo.

Carol Worthman, antropologa della Emory University di Atlanta, ritiene che ci possa essere un fondo di verità nelle affermazioni di Ekirch. Ha studiato gli schemi di sonno dei popoli cacciatori-raccoglitori che seguono uno stile di vita preindustriale, e afferma che il sonno polifasico o interrotto è piuttosto comune in queste comunità. In molte delle tribù studiate, ha scoperto che circa una persona su quattro è sveglia e attiva in diversi momenti della nottata. Pensa che ciò sia dovuto alla necessità di avere un vantaggio evolutivo, poiché quando i nostri antenati vivevano all'aperto era importante che qualche membro della tribù fosse sveglio e vigile per scongiurare gli attacchi dei predatori.

Se anche voi, come me, vi svegliate spesso nel cuore della notte, potete consolarvi con il pensiero che questa abitudine è diffusa tra gli esseri umani da migliaia di anni.

Incoraggiato da queste scoperte, ho deciso di assecondare i miei schemi di sonno «antiquati» invece di contrastarli. Oggi so che è probabile che mi svegli intorno alle 3, quindi mi preparo di conseguenza. Se devo alzarmi presto, cerco di coricarmi entro le 22.30, così che il primo blocco di sonno duri più o meno 4 ore e mezzo.

Se mi sveglio alle 3, invece di restare sdraiato a innervosirmi, vado in un'altra stanza e ascolto un po' di musica, medito o leggo un libro molto noioso (ho una collezione di volumi speciali solo per questo scopo). Quando mi sento di nuovo stanco, di norma dopo circa 40 minuti, torno a letto per riposare altre 3 ore.

Tra i due blocchi di sonno, faccio attenzione a evitare ogni attività eccitante o stimolante. Se vi svegliate di notte, l'obiettivo è annoiare il cervello abbastanza perché si addormenti di nuovo.

Da quando ho, pur con riluttanza, accettato che difficilmente riuscirò ancora a dormire per una notte intera, mi sento più riposato, meno stressato e molto meno assonnato durante il giorno. Provate anche voi e fatemi sapere come va.

Chi russa?

Oltre alla vescica piena, la causa del cattivo sonno di molte persone è il russare, loro o dei partner. Discendo da una lunga stirpe di russatori. Mio padre russava molto, molto sonoramente; era come dormire in una segheria. Era talmente rumoroso che si sentiva dall'altra parte della casa.

Anch'io russavo a volume insostenibile. Mia moglie dice che

quando vivevamo a Londra ero in grado di coprire il rumore dei fusti di birra consegnati la mattina presto al pub di fronte a casa.

Nonostante lo stereotipo che dipinge chi russa come un uomo grasso e di mezza età, il fenomeno riguarda anche le donne. Qualche anno fa, i giornali inglesi hanno eletto tra «i più rumorosi russatori della Gran Bretagna» una nonna con quattro nipoti. A 112 decibel, era in grado di far tremare le finestre, emettendo un rumore più fragoroso di quello di un aereo a bassa quota. Sempre secondo gli articoli, era abbastanza forte da coprire il passaggio di «autocarri, trattori o treni espressi». Sembra che il marito facesse fronte alla situazione dormendo in un'altra stanza e coprendosi la testa con un cuscino.

Non so quale fosse il suo problema, ma il motivo principale per cui russiamo è il peso in eccesso. Se la circonferenza del collo è superiore a 41 cm (per le donne) o a 43 cm (per gli uomini), quasi certamente russerete.

A mano a mano che invecchiamo e ingrassiamo, russiamo di più. Questo avviene perché la gola si restringe, i muscoli locali si indeboliscono e l'ugola, quel pezzo di tessuto a forma di dito che pende verticalmente al termine della bocca, diventa più floscia. Questi cambiamenti fanno sì che quando inspiriamo l'aria non possa muoversi liberamente attraverso il naso e la gola fino ai polmoni, ma faccia vibrare i tessuti circostanti, provocando l'orrenda sinfonia di cui sopra.

Russamento e apnea notturna

Oltre a essere un'abitudine fastidiosa, russare potrebbe essere un sintomo di apnea ostruttiva del sonno (OSAS, da *Obstructive Sleep Apnea Syndrome*), il che è ben più preoccupante. Questa patologia si verifica quando i muscoli in fondo alla gola si rilassano e ostruiscono o bloccano momentaneamente il passaggio dell'aria durante il sonno, causando una riduzione del livello di ossigeno nel sangue. Questo, insieme all'aumento della pressione sanguigna, incrementa il rischio di infarto.

Può rivelarsi letale. L'attrice Carrie Fisher, nota per aver interpretato la Principessa Leila nella saga di *Guerre Stellari*, è morta in seguito a un infarto in aereo all'età di 60 anni. Il medico legale ha affermato che le principali concause erano state l'apnea notturna non curata e l'accumulo di grasso nelle arterie.

Sono moltissime le persone che non si prendono la briga di curare l'apnea ostruttiva del sonno, perché pensano che si tratti di semplice e innocuo russamento.

Qualche tempo fa, durante un viaggio in treno, ho conosciuto un uomo sovrappeso di mezza età di nome George. Sapeva che scrivevo libri sull'alimentazione, ma ci ha tenuto a puntualizzare che lui non ci credeva, e che di certo non aveva bisogno di mettersi a dieta.

Ho chiesto a George se avesse problemi a dormire, e ha ammesso di sentirsi sempre stanco. Ha affermato anche di russare sonoramente, in particolare quando beveva, e che la moglie gli aveva detto che ogni tanto di notte smetteva di respirare.

A suo dire la cosa non lo preoccupava, ma ha preoccupato me, soprattutto dopo aver scoperto che era un camionista e si teneva spesso sveglio ricorrendo a bevande energetiche. Gli ho suggerito di chiedere alla moglie di restare sveglia per un paio d'ore per contare le interruzioni del sonno, ovvero i momenti in cui smetteva di respirare per almeno 10 secondi. Altri segnali che possono indicare la presenza di apnea notturna sono boccheggiamenti, sbuffi e rantoli, ipersonnia (eccessiva sonnolenza diurna) e scarso desiderio sessuale. Se avvertite questi sintomi, consultate il vostro medico.

L'OSAS colpisce un uomo su quattro e una donna su dieci. È purtroppo molto diffusa tra camionisti e autotrasportatori, che tendono a essere sovrappeso perché trascorrono gran parte della vita lavorativa seduti e si nutrono in modo errato. Un recente studio[14] su 905 autotrasportatori italiani ha evidenziato che la metà soffriva di problemi di respirazione legati al sonno, che aumentano pericolosamente il rischio di addormentarsi al volante.

Ho fatto notare a George che non curare l'apnea notturna raddoppia il rischio di morte improvvisa. La carenza continuata di ossigeno, inoltre, aumenta il rischio di morbo di Alzheimer e demenza. Si è fatto pensieroso.

Gli ho spiegato che il miglior modo per risolvere russamento e apnea notturna è perdere peso, e in fretta. Quando russavo sonoramente, la circonferenza del mio collo era di 43 cm. La dieta 5:2 che ho seguito nel 2012 mi ha portato a perdere 9 chili e a ridurre di 2,5 cm il grasso accumulato sul collo. Ho smesso completamente di russare, e in casa nostra finalmente regna la pace.

Ho detto a George che, se voleva scoprire altri vantaggi legati al perdere peso e come farlo in tutta sicurezza, avrebbe dovuto acquistare uno dei miei libri o visitare il sito thefast800.com. Ha risposto che ci avrebbe pensato, e mi piace pensare che l'abbia fatto.

Apnea notturna e dimagrimento

Anche le persone magre possono soffrire di OSAS, ma la sindrome è molto più comune fra chi presenta un accumulo di grasso intorno al collo. Come ho detto a George, se siete sovrappeso, perdere peso rapidamente è il metodo più efficace per risolverla.

Uno studio[15] condotto in Finlandia su soggetti sovrappeso o obesi che soffrivano di forme lievi di OSAS ha concluso che, per più della metà di loro, il problema si risolveva in seguito a una dieta rapida (800 calorie al giorno per un massimo di dodici settimane). I partecipanti hanno perso in media 10,7 chili, il che ha migliorato notevolmente la qualità del sonno e i livelli di pressione sanguigna, colesterolo e glicemia.

Più peso si perde, maggiori sono i miglioramenti. Il 90% dei soggetti che hanno perso più di 15 chili è guarito completamente dall'apnea del sonno; perdere anche solo 3 chili dava il 38% di probabilità di risolvere il problema.

Se soffrite di OSAS ma non siete sovrappeso, o non volete perdere peso, potreste trarre beneficio dall'impiego di una macchina per la ventilazione a pressione positiva continua (CPAP, da *Continuous Positive Airway Pressure*). Si tratta di un dispositivo che viene posto accanto al letto e pompa aria all'interno di una maschera che copre il naso e a volte anche la bocca durante il sonno. L'idea è che la pressione continua dell'aria mantenga la gola aperta ed eviti interruzioni nella respirazione.

Può salvare la vita. Una mia ex-collega ha scoperto di soffrire di apnea notturna e le è stato prescritto l'impiego di una macchina CPAP. Nel giro di un paio di settimane è passata dall'essere a pezzi al sentirsi felice e piena di energie. «Non avevo idea di quanto mi sentissi male al mattino finché non ho smesso di sentirmi male», mi ha confidato.

Le rinnovate energie l'hanno convinta a seguire i miei consigli; ha adottato la dieta delle 800 calorie, perso 15 chili e ben presto ha potuto restituire la macchina CPAP all'incredulo personale della clinica del sonno.

Ci si potrebbe aspettare che l'intensità del russamento diminuisca gradualmente a mano a mano che si perde peso, ma spesso non funziona così. Sembra invece esserci un punto di svolta ben definito. Non scoraggiatevi se all'inizio la situazione non sembra migliorare, accadrà quando raggiungerete il giusto peso. Inoltre, anche se non dovesse farvi smettere del tutto di russare, perdere peso apporterà altri benefici in termini di salute.

L'unica vera alternativa è una macchina CPAP, che presenta

però svantaggi significativi, come il costo e la poca praticità data dal doverla portare con sé quando si viaggia e dal dover indossare una mascherina ogni notte. Non mi sembra un'opzione molto allettante.

DISPOSITIVI PER NON RUSSARE

Oltre alle macchine CPAP, sul mercato sono disponibili molti prodotti per non russare, dai cerotti nasali che tengono aperte le narici ai «dispositivi di avanzamento mandibolare», particolari bite che spingono in avanti la mandibola e la lingua allo scopo di facilitare il passaggio dell'aria. Tutti funzionano fino a un certo punto, ma nessun dispositivo è efficace quanto perdere peso. Rivolgervi a una clinica del sonno vi consentirà di ottenere una consulenza personalizzata, in alternativa è possibile acquistare online i dispositivi preferiti dei vostri sodali russatori.

Per i casi più disperati, esiste la possibilità di effettuare un intervento di uvulopalatofaringoplastica. Si tratta di un'operazione in cui parte dei tessuti della gola sono rimossi chirurgicamente o cauterizzati allo scopo di eliminare le ostruzioni. È un intervento che presenta dei rischi, la convalescenza è dolorosa e non sempre è efficace, specialmente se l'apnea notturna è dovuta al sovrappeso. Può addirittura peggiorare le cose.

Scossoni notturni

Come avrete avuto modo di intuire, la vita notturna in casa Mosley è piuttosto movimentata. Non solo io vago per le stanze alle 3 del mattino, ma a volte Clare si alza durante la notte pur restando profondamente addormentata. Poco tempo fa, mi ha scavalcato e ha iniziato a rovistare nell'armadio dei vestiti. Quando le ho chiesto che cosa stesse facendo, mi ha risposto che cercava un criceto scomparso per dargli da mangiare. Non abbiamo criceti da anni. L'ho convinta a tornare a letto e si è immediatamente riaddormentata, senza ricordarsi nulla di quanto accaduto la mattina dopo.

Clare soffre di parasonnie, disturbi del sonno che racchiudono una serie di comportamenti bizzarri e a loro modo interessanti; sonnambulismo, sonniloquio (parlare nel sonno), incubi, alimentazione notturna, paralisi del sonno, aggressività notturna e sexsomnia (fare sesso nel sonno) sono tutte forme di parasonnia.

Circa il 10% della popolazione soffre di qualche tipo di parasonnia e, nonostante possano riguardare persone di ogni età, tali disturbi sono più comuni fra i bambini, forse perché il loro cervello non è ancora del tutto sviluppato.

Le parasonnie sono ereditarie, il che potrebbe spiegare il motivo per il quale due dei miei figli da piccoli erano sonnambuli. Spesso li trovavamo in corridoio nel bel mezzo della notte. Una volta, uno di loro riuscì a uscire dalla porta principale mentre dormiva, chiudendosi fuori. Dovette bussare per mezz'ora prima che qualcuno si svegliasse e lo facesse rientrare.

Ovviamente, il sonnambulismo può anche rivelarsi molto pericoloso. A 10 anni, il nostro figlio maggiore cadde dalla finestra del primo piano della casa in cui abitavamo, atterrando sul lastrico quattro metri e mezzo più in basso. Per fortuna, il nostro vicino Russell era ancora in piedi (erano le 3 di notte), lo sentì gridare, lo trovò privo di sensi e ci svegliò. Gli avvolgemmo la testa nel ghiaccio (il freddo può ridurre il rischio di lesioni cerebrali) e fu portato in ambulanza all'ospedale più vicino, dove la risonanza magnetica mostrò che aveva una frattura del cranio. Fortunatamente, si riprese del tutto.

Dopo quell'episodio ci assicurammo che tutte le finestre fossero bloccate durante la notte, e gli episodi di sonnambulismo dei miei figli cessarono con l'arrivo dell'adolescenza.

Domande e risposte

È bene provare a svegliare chi soffre di sonnambulismo, alimentazione notturna o altre forme di parasonnia?

Non è una buona idea svegliare di colpo un soggetto in stato di parasonnia, perché potrebbe reagire in modo irritato, aggressivo o addirittura violento. È molto meglio dire gentilmente: «È ora di andare a letto», e guidare la persona verso la stanza.

A che ora della notte si verificano questi fenomeni?

Possono avvenire a qualsiasi orario, ma in genere si verificano al termine della fase di sonno profondo. Una parte del cervello è ancora profondamente addormentata, quindi la persona è incosciente, ma altre parti sono abbastanza sveglie da permetterle di muoversi, parlare o addirittura guidare. Ho conosciuto una donna che guidava fino al luogo di lavoro nel cuore della notte, svegliandosi nel parcheggio aziendale senza avere idea di come ci fosse arrivata. Per risolvere il problema, chiudeva le chiavi dell'auto in una cassaforte ogni sera. Nello stato d'incoscienza era in grado di guidare, ma non di ricordare la combinazione.

È possibile prevenire le parasonnie?

Se i vostri figli o partner soffrono di sonnambulismo sempre alla stessa ora, potreste provare a svegliarli con gentilezza circa mezz'ora prima del verificarsi dell'episodio. In questo modo si interrompe il ciclo del sonno, il che dovrebbe essere sufficiente per evitare le parasonnie. Per vedere effetti duraturi, sarà necessario farlo ogni notte per almeno una settimana.

Se rischiano di far male a sé stessi o ad altri, consiglio di rivolgervi a un medico, che potrebbe prescrivere l'impiego di farmaci o della terapia cognitivo-comportamentale.

Riassumendo

- I due principali responsabili del ciclo sonno-veglia sono l'adenosina (una sostanza che favorisce il sonno) e l'orologio circadiano.
- L'orologio circadiano principale, quello del cervello, segue un ciclo di circa 24 ore. Per alcune persone (le allodole) è un po' in anticipo, per altre (i gufi) un po' in ritardo.
- L'orologio viene resettato quotidianamente dalla luce del giorno.
- L'ingresso nella pubertà si accompagna a una trasformazione da allodole a gufi, ed è per questo che molti adolescenti preferiscono fare le ore piccole e alzarsi tardi. Il motivo è legato all'evoluzione.
- I gufi possono trasformarsi in allodole seguendo una serie di semplici regole.
- Tra i principali fattori di disturbo del sonno ci sono il russamento e l'apnea notturna. La causa è di solito un eccesso di grasso intorno al collo, e la miglior cura è dimagrire.

CAPITOLO 3
DORMI ABBASTANZA?

Il sonno è fondamentale per ripulire a fondo il cervello, spostare i ricordi nella memoria a lungo termine e favorire la creatività. Come abbiamo visto nel capitolo 1, la carenza di sonno contribuisce al cattivo umore, all'insorgere del diabete di tipo 2 e al calo del desiderio.[16]

Dormire bene e a sufficienza non è, come affermava Thomas Edison, una «perdita di tempo», ma qualcosa di vitale per il benessere psico-fisico. Come facciamo a sapere se dormiamo abbastanza?

Secondo la National Sleep Foundation, questi sono i valori a cui bisognerebbe puntare a seconda dell'età.

Età	Ore di sonno consigliate
1-12 mesi	14-15 ore
1-3 anni	12-14 ore
3-6 anni	10-12 ore
7-12 anni	10-11 ore
12-18 anni	8-9 ore
18-65 anni	7-9 ore
65+ anni	7-8 ore

La maggior parte degli adolescenti non si avvicina nemmeno lontanamente al numero di ore consigliate; solo meno della metà dei ragazzi britannici o statunitensi dorme per quelle indicate. Gli adolescenti sudcoreani, fanatici dei computer, vanno ancora peggio; in media, gli studenti di 17 anni dormono solo 5,7 ore per notte.[17]

Gli adulti si comportano in genere meglio degli adolescenti, anche se, secondo un recente sondaggio di Gallup,[18] gli adulti statunitensi dormono in media solo 6,8 ore per notte, un'ora in meno rispetto al valore rilevato nel 1942.

Sondaggi svolti in Gran Bretagna hanno riportato valori simili, e il valore medio riscontrato tra gli adulti è di 6 ore e 30 minuti per notte. Gli australiani fanno di meglio, con una media di 7 ore e 18 minuti.[19]

Ricordate, però, che in questo caso sono conteggiate come «ore di sonno» anche le «ore trascorse a letto». Persino chi non ha problemi a dormire resta sveglio più o meno per il 15% del tempo in cui è a letto, quindi restarci per 7 ore equivale a meno di 6 ore di sonno effettivo. Inoltre, si tratta di valori medi, quindi ci sarà chi dorme più di così e chi riposa ancora di meno.

Quindi, come si fa a sapere se stiamo dormendo a sufficienza? È possibile compilare questionari online, come il Pittsburgh Sleep Quality Index, ma io preferisco un test più semplice che misura la latenza d'inizio del sonno.

Latenza d'inizio del sonno e test del cucchiaio

L'idea alla base di questo test è stabilire quanto rapidamente siete in grado di addormentarvi durante il giorno, se vi è data la possibilità di farlo. La sonnolenza diurna è una buona misura del «debito di sonno», e di conseguenza della qualità del riposo notturno. Se vi addormentate al cinema o davanti alla TV, probabilmente siete in debito di sonno.

Il lato positivo è che non necessita di complicati armamentari di laboratorio; bastano un cucchiaio e un vassoio, entrambi di metallo. La versione che descriverò è stata sviluppata da un famoso ricercatore del sonno, il professor Nathaniel Kleitman della University of Chicago.

Durante il fine settimana, o in un altro giorno in cui siete comodi, evitate la solita tazza mattutina di tè o caffè. Dopo di che, nel primo pomeriggio, in un orario compreso tra le 13 e le 15, recatevi in camera da letto con cucchiaio e vassoio.

Chiudete le tende, posizionate il vassoio sul pavimento accanto al letto, controllate l'ora, poi stringete il cucchiaio di modo che la mano sporga dal bordo del letto e si trovi sopra al vassoio. Chiudete gli occhi e provate ad assopirvi.

L'idea è che quando vi addormentate il cucchiaio vi cadrà di mano, colpendo il vassoio con un forte clangore, svegliandovi. Non appena ciò accade, controllate quanto tempo è passato.

- Se vi addormentate entro 5 minuti, significa che soffrite seriamente di carenza di sonno.
- Addormentarsi tra 5 e 10 minuti è considerato «problematico».
- Addormentarsi dopo 10 o 15 minuti indica una lieve carenza di sonno.
- Se restate svegli per più di 15 minuti significa che non avete problemi.

Un'alternativa a questo test, forse più pratica ma meno divertente, è coricarvi nel primo pomeriggio secondo le modalità descritte, puntare una sveglia dopo 15 minuti e scoprire se vi addormentate prima o dopo la sua attivazione.

Ho parlato del test alla mia amica Sarah, e ha deciso di provare a farlo. Di norma, Sarah va a letto intorno a mezzanotte e si sveglia alle 5. Resta sdraiata per circa un'oretta ascoltando i suoni intorno a lei, poi si alza di buonumore.

Dato che aveva letto molti articoli sull'importanza di dormire almeno 7 ore per notte, si chiedeva se facesse qualcosa di sbagliato, ma ha superato il test con ottimi risultati. Con ogni probabilità, rientra fra le rare persone in grado di funzionare senza problemi pur dormendo meno di 5 ore per notte.

Anche suo marito ha sostenuto il test, addormentandosi nel giro di 10 minuti.

Test per la latenza multipla

Questa è una versione più sofisticata di quella descritta in precedenza, e normalmente si svolge in laboratorio.

I soggetti si recano nella struttura apposita, vengono collegati a diversi macchinari (che registrano le onde cerebrali, i movimenti oculari, il tono muscolare, ecc.) e viene chiesto loro di distendersi durante il giorno in una stanza buia e silenziosa. Gli scienziati misurano la velocità di addormentamento e la profondità del sonno, e dopo 20 minuti svegliano i partecipanti. 2 ore più tardi, il medesimo procedimento viene ripetuto. In tutto, il test si ripete per cinque volte. Lo scopo è stabilire l'eventuale presenza di disturbi del sonno e il loro tipo. Soffrite di narcolessia o di ipersonnia idiopatica? Avete problemi di respirazione o siete assonnati durante il giorno? Simili test non sono economici, ma sono il modo migliore per andare alla radice dei problemi di sonno cronici.

Chi soffre di più la carenza di sonno?

Adolescenti

La maggior parte degli adolescenti ha bisogno di trascorrere a letto da 8 a 10 ore per sostenere il proprio sviluppo psico-fisico, ma, come abbiamo visto, in molti Paesi (Stati Uniti e Gran Bretagna compresi) questo accade in meno della metà dei casi. È per questo che sono a favore dello spostamento degli orari scolastici per assecondare le tendenze «gufesche» dei nostri figli. La carenza di sonno riduce la capacità di concentrazione degli adolescenti, rende più difficile l'apprendimento e favorisce comportamenti aggressivi e rischiosi. Uno studio[20] afferma che gli adolescenti che dormono meno di 7 ore per notte hanno una probabilità doppia di avere rapporti sessuali non protetti rispetto a chi dorme a sufficienza.

Gli adolescenti carenti di sonno mangiano anche più cibo spazzatura, che li rende sovrappeso, ansiosi e depressi, peggiorando ulteriormente la qualità del riposo. Dimostrarvi comprensivi e aiutare i vostri figli a migliorare le proprie abitudini del sonno avrà conseguenze benefiche sulla vita familiare.

Neogenitori

Quanti di voi hanno figli sanno bene quale sia la routine notturna dei primi mesi: vagare per la casa come zombi mentre si scalda il latte e si tenta di farli smettere di piangere. Come se non bastasse, sentite questa: secondo uno studio della Warwick University,[21] i genitori impiegano almeno 6 anni per recuperare la qualità del sonno precedente la nascita dei loro figli.

Per questo studio in particolare, i ricercatori hanno chiesto a 4.659 futuri genitori di monitorare la qualità del proprio sonno e li hanno seguiti per 6 anni.

Durante i tre mesi successivi al parto, le madri hanno perso in media un'ora di sonno per notte, mentre i padri se la sono cavata con un calo di soli 15 minuti per notte.

Anche se le cose sono migliorate col tempo, al sesto compleanno dei figli le madri continuavano a dormire in media 20 minuti in meno rispetto a prima della gravidanza, mentre i padri erano stabili sul quarto d'ora degli inizi. Tutti, senza distinzione di sesso, lamentavano una qualità del sonno nettamente inferiore rispetto alla vita pre-genitoriale.

Chi era al primo figlio tendeva ad accusare le conseguenze peggiori, probabilmente a causa di una maggiore scrupolosità. Quando nacque il nostro primogenito, entrambi ci precipitavamo giù dal letto a ogni minimo vagito. Con l'ultima, invece, tendevamo ad aspettare che si calmasse da sola.

La prospettiva migliore da adottare in questa fase della vita è ripetersi che passerà.

Anziani

La carenza di sonno peggiora con l'avanzare dell'età, e più della metà degli ultrasessantacinquenni afferma di fare fatica a dormire. Che gli anziani necessitino di meno sonno è una leggenda; hanno bisogno di dormire, ma la maggior parte di loro non ci riesce.

Anche se quando andiamo in pensione abbiamo più tempo a disposizione, e in genere meno responsabilità da assolvere, invecchiando è anche più comune russare e doversi alzare più spesso durante la notte. Inoltre, gli anziani assumono più farmaci che possono interferire con il sonno, e la qualità del microbioma (i batteri intestinali) tende a peggiorare. Come vedremo nel capitolo 5, anche questo può avere un profondo impatto.

Donne in menopausa

La menopausa e le sue conseguenze possono provocare insonnia. Durante la menopausa, i livelli di estrogeni e progesterone crollano, spesso causando vampate di caldo, sbalzi d'umore e problemi di sonno. Circa il 60% delle donne in età da menopausa sostiene di soffrire occasionalmente d'insonnia, e anche russamento e OSAS sono più frequenti.[22]

Il programma Fast Asleep è molto efficace per curare l'insonnia nelle donne in età post-menopausale, ma anche la terapia ormonale sostitutiva (HRT, da *Hormone Replacement Therapy*) può rivelarsi d'aiuto. Uno studio controllato randomizzato,[23] nel corso del quale a più di 400 donne di età compresa tra 50 e 69 anni sono state somministrate l'HRT o un placebo, ha mostrato che chi aveva seguito la terapia ormonale sostitutiva accusava minore insonnia, oltre a meno vampate di caldo, sudorazione notturna, dolori articolari e secchezza vaginale. Questo trattamento è disponibile sotto forma di pillole, cerotti, gel o creme.

Perché abbiamo bisogno di dormire così tanto?

Sappiamo che non dormire a sufficienza ha un effetto deleterio su corpo e cervello. Il motivo per il quale la maggior parte di noi ha bisogno di 6 o 7 ore di sonno, tuttavia, è più misterioso.

Cavalli, giraffe ed elefanti si accontentano di dormire per un paio d'ore, mentre i nostri cugini primati devono riposare molto più di noi. Gli orangotanghi si accoccolano sugli alberi e dormono per 10 ore filate, russando beatamente come bambini troppo cresciuti dal pelo arancione. I babbuini, invece, dormono seduti tenendosi in equilibrio su un ramo. Anche loro riposano circa 10 ore per notte, ma il loro sonno è un po' più frammentato.

Alcuni antropologi ritengono che l'invenzione del letto (o meglio, di una struttura su cui dormire), avvenuta da parte dei primati decine di milioni di anni fa, abbia dato un contributo significativo alla storia dell'evoluzione. Una struttura significava che, a differenza dei babbuini, i nostri antenati potevano riposare sugli alberi in tutta sicurezza, al riparo da predatori e insetti. Questo aumentò anche la durata del sonno REM, che probabilmente potenziò le loro capacità cognitive.

Ma se il sonno è così importante per lo sviluppo cerebrale, perché gli esseri umani, i primati con il cervello più sviluppato, dormono meno degli altri? La risposta breve è che nessuno lo sa. Una cosa è certa: la quantità di sonno di cui abbiamo bisogno non è legata alle capacità intellettive. A casa abbiamo un cane e un gatto, che trascorrono dormendo circa la metà della loro vita. Nessuno che li abbia incontrati li descriverebbe come particolarmente intelligenti.

I lavori che interferiscono col sonno

Quando scegliamo che lavoro fare, raramente pensiamo al sonno. Se ci tenete a dormire bene, però, non vi conviene arruolarvi nella polizia né entrare nei vigili del fuoco. Anche lavorare nei trasporti, nelle comunicazioni o nell'edilizia rischia di avere effetti deleteri. Se optate per l'ambito sanitario, sappiate che a medici, infermieri, paramedici e personale di assistenza è richiesto di lavorare in orari non convenzionali. Quello che tutte queste professioni hanno in comune è una buona dose di lavoro su turni, che prevede di restare svegli quando il corpo ci implora di dormire.

Durante il tirocinio soffrivo di carenza di sonno, ma non ho mai raggiunto i ritmi sostenuti da mia moglie Clare nei suoi primi anni come medico.

Durante la rotazione accadeva che una volta al mese, dopo una settimana lavorativa di 60 ore, dovesse coprire anche il turno straordinario che iniziava il venerdì sera. Lavorava per tutto il weekend fino al martedì sera prima di tornare al normale orario per i giorni successivi.

Come altri medici con cui ho parlato, a volte era così stanca da soffrire di allucinazioni. «Una volta, dopo una di quelle maratone, mi è sembrato di camminare lungo un antico corridoio vittoriano nel cuore della notte, con le pareti che tremavano. Facevo fatica a stare in piedi, a un osservatore esterno dovevo sembrare ubriaca.»

Per i tirocinanti di medicina, addormentarsi sul lavoro è un rischio professionale. Come ho ricordato nell'introduzione, a Clare capitò di assopirsi mentre assisteva a un'operazione, anche se nessuno sembrò accorgersene (probabilmente erano tutti altrettanto esausti).

Philip, un nostro amico medico, era di turno nel weekend dopo un'intensa settimana lavorativa quando fu chiamato per un consulto al pronto soccorso durante la notte. Si sedette sul letto per esaminare il paziente, e l'ultima cosa che ricorda è l'affievolirsi del segnale acustico. Si era addormentato nel bel mezzo della conversazione. Al risveglio trovò un biglietto del paziente: «Sono tornato a casa, mi sento molto meglio e ho pensato che avesse più bisogno di me del letto».

Non è facile dimostrare che medici e infermieri carenti di sonno siano pericolosi per i pazienti, ma non penso che a molti di noi piacerebbe essere operati da un chirurgo che la notte precedente ha dormito meno di 4 ore. A differenza dei piloti, non esistono misure per assicurarsi che il personale medico riposi abbastanza. Al contrario, i tirocinanti sono sottoposti a enormi pressioni perché lavorino più a lungo delle ore concordate, e ben oltre il limite legale. Ho sentito innumerevoli racconti da parte di nuovi medici che tollerano orari lavorativi estenuanti semplicemente perché è ritenuto necessario per fare carriera.

Quanto si può resistere senza sonno?

Nel 1983, Allan Rechtschaffen e i suoi colleghi della University of Chicago riportarono i risultati di un macabro esperimento di privazione del sonno che avevano eseguito su alcune cavie.[24]

Misero otto topi in una gabbia sul fondo della quale era posizionata una vasca piena d'acqua. I topi potevano restare all'asciutto rifugiandosi su un disco di metallo, ma, non appena mostravano segni di stanchezza, il disco iniziava a ruotare, costringendo gli animali a zampettare per non cadere in acqua. Nel giro di qualche giorno, le cavie avevano le zampe gonfie, mostravano difficoltà nel mantenere l'equilibrio e avevano iniziato a perdere peso. In poche settimane morirono tutte. Tuttavia, l'autopsia non rivelò alcuna causa evidente di morte.

La privazione del sonno è usata come forma di tortura, ma, a quanto mi risulta, nessun esperimento simile è mai stato condotto su soggetti umani. Grazie a una sfortunata famiglia italiana, però, sappiamo che cosa accade se gli esseri umani non dormono per molto tempo. Non è una storia a lieto fine.

All'inizio degli anni Settanta, il dottor Ignazio Roiter, medico in una città del Nord Italia, iniziò a occuparsi della zia della moglie Elisabetta. La donna aveva smesso del tutto di dormire e soffriva di terribili allucinazioni; provarono a somministrarle qualsiasi tipo di farmaco, ma nulla riusciva a farla addormentare. Dopo qualche mese d'insonnia totale, il corpo cedette del tutto e la donna morì, senza che nessuno riuscisse a spiegare che cosa fosse accaduto.

Qualche anno più tardi, una sorella della donna iniziò a

manifestare gli stessi sintomi. Faceva sempre più fatica a addormentarsi, la situazione peggiorò notevolmente e anche il decorso fu il medesimo.

Il dottor Roiter iniziò a indagare sulla storia familiare e scoprì che simili episodi si verificavano da generazioni, almeno a partire dall'inizio del Diciannovesimo secolo.

Quando anche lo zio della moglie iniziò a sviluppare gravi sintomi d'insonnia, il dottor Roiter si rivolse a uno specialista, che purtroppo non fu in grado di aiutarli. Dopo il decesso del terzo paziente, il suo cervello fu sottoposto a esami di laboratorio negli Stati Uniti, e fu scoperto che le cause della morte erano imputabili a una sindrome chiamata «insonnia fatale familiare» (IFF). Si tratta di una malattia genetica causata dalla mutazione e dall'accumulo di una proteina chiamata «prione», che lentamente attacca e distrugge il talamo, un'area del cervello in parte responsabile per la regolazione del sonno. La buona notizia è che oggi sono presenti dei test genetici, la cattiva è che non esistono cure. Se un paziente presenta una mutazione genetica di questo tipo, nessun intervento sarà in grado di impedirgli di scivolare gradualmente nell'insonnia, nella follia e, infine, di morire.

Oltre ogni limite

A differenza delle cavie del dottor Rechtschaffen e delle famiglie che soffrono di IFF, esistono persone abbastanza folli da sottoporsi volontariamente a prolungate privazioni del sonno.

Il record ufficiale fu stabilito nel 1964 da uno studente diciassettenne di San Diego di nome Randy Gardner. Era intenzionato a vincere il concorso scientifico delle scuole della città, e pensò che conquistando un record mondiale si sarebbe assicurato il primo posto.

In una recente intervista[25] ha affermato che i primi due giorni trascorsero senza intoppi, ma che a partire dal terzo iniziò ad accusare sbalzi d'umore e mancanza di coordinazione. Al quinto giorno iniziarono le allucinazioni. I test mostrarono che aveva problemi a concentrarsi e a formare ricordi a breve termine, ma questo non bastò a farlo desistere. Si diede per vinto dopo undici giorni; fu portato in ospedale dove fu collegato a un elettroencefalografo e lasciato riposare.

Dormì per 14 ore filate, quasi tutte trascorse in fase REM. Fu trattenuto in ospedale per un paio di giorni prima di tornare a scuola. L'esperimento gli valse il tanto agognato trofeo.

Non accusò effetti collaterali nell'immediato, ma dopo i 60 anni sviluppò una grave forma d'insonnia, che definisce una «vendetta del karma». E da quel giorno ha problemi a dormire.

Anche se Randy detiene, con le sue 264 ore, il record *ufficiale*, c'è chi lo ha superato. Nel 2007, Tony Wright, un orticoltore della Cornovaglia, riuscì a rimanere sveglio per 266 ore in un bar di Penzance, documentando il tutto con una telecamera. Trascorse il tempo bevendo tè, giocando a biliardo e scrivendo nel suo diario. Il motivo per cui questo record non è incluso nel Guinness dei primati è che simili imprese non sono più accettate per evitare di mettere a rischio la salute dei contendenti.

Ho conosciuto Tony durante le riprese di un documentario sul sonno. Ero interessato a scoprire quanto fossi in grado di rimanere sveglio e quali sarebbero stati gli effetti su di me, e gli ho chiesto di unirsi all'esperimento per darmi consigli e supporto morale.

Prima di iniziare, abbiamo svolto qualche test cognitivo (memoria, umore, tempi di reazione, ecc.); poi, dopo esserci riposati a dovere, abbiamo iniziato quella che ritengo sia l'impresa più difficile che abbia mai affrontato (e ho avuto una vita piuttosto movimentata).

Le prime 24 ore non sono state terribili, anche se i test iniziavano già a evidenziare i primi segni di cedimento. I tempi di reazione erano più lenti, e io ero sempre più affamato e irritabile; nei test di simulazione di guida continuavo a causare incidenti.

Tony, dal canto suo, sembrava cavarsela molto meglio. Ha superato i test di simulazione di guida e tempi di reazione, mentre forza muscolare ed equilibrio non sembravano essere peggiorati. Era allegro, e il suo umore sembrava migliorare con il passare delle ore.

Mi sono sforzato di resistere, nonostante mi sentissi sempre peggio. Cercavo di tenermi sveglio passeggiando, cantando e giocando a biliardo, dal momento che non eravamo autorizzati ad assumere caffeina né altri stimolanti.

Ci sono stati alti e bassi. Ci trovavamo a New York, poiché ai produttori piaceva l'idea di girare un programma sulla privazione del sonno nella «città che non dorme mai», e ho impressa nella memoria la meravigliosa sensazione di assistere all'alba su Manhattan dalle sponde del fiume a Brooklyn, dopo 48 ore di veglia. Il sorgere del sole ha smosso qualcosa dentro di me, risollevando il mio umore e facendomi sentire gloriosamente vivo.

Questa scarica di euforia era dovuta al fatto che, nonostante lo stimolo a dormire continuasse ad aumentare a causa dell'accumulo di adenosina nel cervello, l'alba del nuovo giorno aveva spinto l'orologio circadiano a predisporre il corpo per l'inizio delle attività quotidiane. La battaglia è infuriata per qualche ora, con un lieve vantaggio dell'orologio, ma a metà del pomeriggio mi sentivo davvero a pezzi e tenere gli occhi aperti era un'impresa. Abbiamo provato a giocare a baseball, e i miei riflessi erano talmente lenti che non sono riuscito a prendere nemmeno una palla. Tony era in perfetta forma e ha messo a segno diversi punti.

Al tramonto, la sensazione di disagio è diventata insopportabile. Pressione sanguigna e glicemia erano alle stelle, avevo un mal di testa lancinante e ottenevo pessimi risultati in tutti i test, in particolar modo in quelli legati a concentrazione e memoria.

Tony era fastidiosamente di buonumore e faceva del suo meglio per spronarmi, ma intorno alle 23 ho detto a lui e alla produzione che non sarei stato in grado di continuare. Avevo iniziato ad avere le allucinazioni e mi sembrava che le pareti dell'albergo stessero cedendo. Ho barcollato fino al letto e controllato l'ora per l'ultima volta; ero riuscito a resistere senza dormire per 64 misere ore.

Mi sono addormentato non appena ho toccato il materasso. Ho dormito per 10 ore e mi sono svegliato sentendomi benissimo.

Come mai non ho resistito nemmeno tre giorni senza dormire, mentre Tony era arrivato a più di undici? Ha detto che secondo lui si trattava di una combinazione di alimentazione e allenamento. Seguiva una «paleodieta», nutrendosi principalmente di cibi crudi, ed era convinto che questo fosse un fattore determinante.

Mi sono chiesto se fosse in grado, come i delfini, di dormire con un solo emisfero del cervello per volta, apparendo sveglio mentre dormiva parzialmente.

Non è una supposizione così campata in aria. Di recente, un team di ricercatori di Boston ha rilevato che durante la prima notte trascorsa in laboratorio la maggior parte delle persone sembra dormire molto più profondamente con l'emisfero destro che con quello sinistro.[26] Per verificarne lo stato d'allerta, i ricercatori hanno esposto i soggetti a diversi rumori che, stando ai risultati dell'elettroencefalografo, sono stati rilevati solo dall'emisfero sinistro, mentre l'emisfero destro continuava a dormire della grossa.

Dal punto di vista evolutivo ha senso che, se dormiamo in un ambiente nuovo, metà del cervello rimanga allerta per rilevare la presenza di eventuali predatori, consentendo all'altra metà di riposarsi adeguatamente. Negli esseri umani, però, questo meccanismo non ha vita lunga. Già dalla seconda notte, i ricercatori hanno rilevato che entrambi gli emisferi erano egualmente addormentati.

Mutanti del sonno

Ritengo che una spiegazione più probabile per i casi come quello di Tony sia da ricercare nell'elevata capacità di resistere allo stimolo a dormire. Persone come lui sono rare, ma esistono.

Nell'agosto del 2019, alcuni ricercatori della University of California[27] hanno annunciato di aver scoperto una mutazione genetica che consentiva a un'intera famiglia di condurre una vita normale dormendo 4 ore per notte. L'intero nucleo familiare presentava una mutazione nel gene ADRB1, che altera l'attività in diverse regioni del cervello deputate alla regolazione del sonno.

I ricercatori hanno prodotto topi con la medesima mutazione, che dormivano un'ora al giorno in meno rispetto agli esemplari normali senza accusare conseguenze apparenti. L'estrema rarità di queste mutazioni negli esseri umani, tuttavia, suggerisce la presenza di aspetti negativi, altrimenti dovrebbe esserci un numero molto più alto di persone come Tony, in grado di dormire 4 ore per notte.

Altre conseguenze della carenza di sonno

Finora ho menzionato gli effetti della carenza di sonno sulla memoria, sull'umore, sul peso e sul rischio di sviluppare la demenza. Tuttavia, quello che mi preoccupava di più quando Clare lavorava fino allo sfinimento era il fatto che tornasse a casa guidando l'automobile.

Sonno al volante

Secondo un recente sondaggio svolto su più di mille medici britannici,[28] il 40% ammette di avere avuto un colpo di sonno al volante dopo un turno di notte, e più di un intervistato su quattro è a conoscenza di colleghi morti in incidenti automobilistici successivi a un turno di lavoro.

Esistono leggi severe contro la guida in stato di ubriachezza, ma nessuna che regoli guida e carenza di sonno. Negli Stati Uniti, si stima che ogni anno si verifichino 100.000 incidenti stradali e oltre 1500 decessi per questo motivo.

L'impatto della carenza di sonno sulle probabilità di restare coinvolti in un incidente è enorme. Un'indagine del dipartimento statunitense per i trasporti[29] ha rilevato che i guidatori che hanno dormito 4 ore o meno la notte precedente hanno una probabilità quindici volte maggiore di fare un incidente rispetto a chi ha dormito almeno 7 ore. La carenza di sonno è tanto pericolosa quanto la guida in stato di ebbrezza.

Lo studio afferma anche che un lieve aumento delle ore di sonno fa un'enorme differenza. Chi era riuscito a dormire per 5 ore prima di mettersi al volante aveva «solo» il doppio della probabilità di fare un incidente, e lo scarto si riduceva al 30% per chi aveva dormito 6 ore.

A molti di noi è probabilmente capitato di sentirsi assonnati durante la guida, circa la metà delle persone che ho intervistato hanno ammesso di essersi trovate in una situazione analoga. Viaggio molto, e più di una volta mi sono ritrovato a guidare verso casa lottando per tenere gli occhi aperti.

Che cosa bisogna fare in questo caso?

La soluzione migliore è trovare un albergo per la notte. Se questo non è possibile, si può ricorrere a una combinazione di caffè forte e breve sonnellino. Di solito, mi fermo alla prima stazione di servizio e prendo una tazza di caffè, poi punto una sveglia dopo 20 minuti e mi riposo per un po' sdraiato in auto.

La caffeina impiega circa il medesimo tempo per avere effetto sul cervello, quindi al suono della sveglia mi sento già rivitalizzato. Non riparto subito, ma prima faccio due passi per assicurarmi di essere sveglio e pronto per rimettermi al volante.

Gli studi hanno provato che una tazza di caffè nero seguita da un riposino di 20 minuti ha effetti rigeneranti di gran lunga maggiori rispetto ai due elementi presi singolarmente (solo il caffè o solo il riposino).

L'aspetto negativo è che giungerete a destinazione in preda agli effetti della caffeina e farete fatica a addormentarvi, ma è meglio che non giungere affatto.

Il cambio dell'ora

Due volte all'anno, ogni anno, 1,5 miliardi di persone in settanta Paesi spostano le lancette dell'orologio avanti di un'ora in primavera e indietro di un'ora in autunno. Questo si traduce in circa 40 minuti di sonno in più o in meno nella notte del cambio. Gli effetti di questo esperimento naturale sono notevoli.

Prima di tutto, il cambio dell'ora influisce sul rischio di soffrire d'infarto. Alcuni ricercatori[30] hanno preso in esame i ricoveri ospedalieri in Michigan con sintomi d'infarto nei giorni successivi al cambio dell'ora. Spostare le lancette in avanti aumentava del 24% l'incidenza dei ricoveri, spostarle indietro risultava in una riduzione pari al 21%.

Inoltre, cambiano anche le statistiche relative agli incidenti automobilistici. Uno studio pubblicato sul «New England Journal of Medicine» nel 1996[31] evidenziava un aumento dell'8% degli incidenti il lunedì successivo al cambiamento.

Il cambio dell'ora può anche farvi finire dietro le sbarre. Una ricerca negli archivi del sistema giudiziario americano[32] ha scoperto che negli Stati Uniti i giudici infliggono condanne più gravi se l'udienza si tiene il giorno dopo il passaggio all'ora legale che in qualsiasi altro momento dell'anno. Quello che è vero per un giudice scontroso vale anche per noi: se dormiamo di meno diventiamo più bruschi e inclementi verso gli altri.

Riassumendo

- La quantità di sonno di cui abbiamo bisogno varia immensamente a seconda dei geni e dell'età.
- Alcuni adulti non hanno problemi a dormire meno di 5 ore per notte, ma sono casi rari.
- Il modo più affidabile per capire se si dorme abbastanza è coricarsi di pomeriggio e cronometrare il tempo necessario a addormentarsi. Se è inferiore a 10 minuti, è probabile che siate carenti di sonno.
- Oltre agli effetti a lungo termine sul cervello e sul corpo, uno dei rischi più seri che si corrono dopo anche una sola nottata di sonno perso è restare coinvolti in un incidente stradale. La capacità di giudizio e i tempi di reazione peggiorano senza che ce ne accorgiamo.

CAPITOLO 4
METODI COLLAUDATI PER MIGLIORARE IL SONNO

Dormire bene è fondamentale per il benessere psico-fisico, ma quanto è importante per voi? Che cosa siete disposti a fare per sentirvi rigenerati al risveglio? Quanto siete pronti a cambiare? Molti di noi sono così tanto abituati a essere perennemente stanchi che hanno dimenticato che cosa significhi essere davvero riposati.

Il test del cucchiaio (o della latenza del sonno) che ho descritto nel capitolo precedente è un buon modo per determinare se state dormendo a sufficienza. Conosco molte persone che non ritengono di avere problemi ma, ciò nonostante, non riescono a superare questa prova.

Proviamo con un altro test, che non richiede di coricarsi durante il giorno. Rispondete «sì» o «no» alle seguenti domande:

1. Quando posi la testa sul cuscino, fai fatica a addormentarti?
2. Ti svegli durante la notte e poi fatichi a riprendere sonno?
3. Ti svegli più presto del voluto e poi fatichi a riprendere sonno?
4. Quando ti alzi, ti senti esausto?
5. Ti senti stanco e irritabile durante il giorno?
6. Fai fatica a concentrarti durante il giorno a causa della stanchezza?

7. Avverti voglie incontrollabili di carboidrati (biscotti, torte o qualcosa di dolce) durante il giorno?
8. Ti assopisci guardando la TV, al cinema o in altri luoghi pubblici?

È probabile che chi ha risposto «sì» a tre o più domande soffra d'insonnia. Come anticipato nell'introduzione, una volta che si inizia a soffrire d'insonnia è facile restare incastrati in un circolo vizioso.

L'insonnia altera l'attività chimica del cervello, che quando vi coricate è ancora iperattivo e vi impedisce di dormire.

Può anche accadere che vi svegliate di notte, per esempio, per andare in bagno, e che una volta tornati a letto non riusciate a riprendere sonno, perché lo stimolo a dormire si è ridotto e i pensieri galoppano come cavalli selvaggi, rimbalzando da un argomento ansiogeno all'altro.

Anche se prima o poi vi assopite di nuovo, al risveglio vi sentite a pezzi, quindi bevete molto caffè. Il problema, però, è che è possibile sviluppare una tolleranza alla caffeina, per cui è necessario berne di più o passare a qualcosa di più forte, come le bevande energetiche. Questo vi permette di affrontare la giornata, ma, quando tornate a casa dal lavoro, siete esausti. Nonostante le buone intenzioni, rinunciate a fare una passeggiata col cane o ad andare in palestra. L'unica cosa che volete fare è crollare sul divano con un bicchiere di vino.

Dopo cena vi assopite davanti al televisore. Vi svegliate e bevete un ultimo bicchiere di vino, magari accompagnato da un po' di formaggio, prima di coricarvi. Non appena vi avvicinate alla stanza da letto, però, vi accorgete di non essere più così stanchi. Il sonnellino sul divano ha abbassato lo stimolo a dormire. Per questo, a letto trascorrete mezz'ora sui social media o leggendo notizie con titoli «acchiappa-clic».

Il vostro partner o la vostra partner si addormenta e inizia a russare. Spegnete la luce, ma immediatamente iniziate a pensare a tutto ciò che vi attende il giorno successivo e a quanto sia importante riposarsi. Iniziate a preoccuparvi e ad agitarvi...

Vi dice qualcosa? In tal caso, la terapia di limitazione del sonno (SRT, da *Sleep Restriction Therapy*) potrebbe fare al caso vostro. La illustrerò nel dettaglio nel capitolo 6, come parte del programma Fast Asleep, ma il principio alla base è semplice. Per qualche settimana, *ridurrete* volontariamente il tempo che trascorrete a letto, per fare in modo di coricarvi solo quando siete davvero stanchi. Questo dovrebbe farvi addormentare più rapidamente, prolungare la durata del sonno profondo e ridurre i risvegli notturni.

Soprattutto, la limitazione del sonno dovrebbe spezzare l'associazione compiuta dal cervello tra «andare a letto» e «sonno di cattiva qualità». Questi collegamenti, consci o inconsci che siano, giocano un ruolo molto importante nell'impedirvi di riposare come meritereste. Vedetela come una cattiva abitudine di cui liberarsi.

La limitazione del sonno è l'aspetto più radicale e difficoltoso del programma Fast Asleep, gli altri elementi chiave sono:

- curare l'alimentazione per creare un «bioma del sonno»;
- migliorare l'«igiene del sonno», ovvero l'ambiente in cui si dorme (come la stanza da letto) e le abitudini legate al sonno.

Se avete letto il mio libro *La dieta del microbioma*, sapete già quanto sia affascinato dai miliardi di microbi che vivono nel nostro intestino. Sappiamo da tempo che sono molto importanti per controllare il sistema immunitario e l'appetito, e ora ci sono nuove prove che dimostrano che giocano un ruolo importante anche nella regolazione dello stress e del sonno.

Migliaia di diverse specie di microbi trovano riparo nell'antro oscuro dell'intestino crasso, alcuni di loro sono «buoni», altri «cattivi». Quelli buoni, che chiamo anche «vecchi amici», si sono evoluti nel corso di centinaia di migliaia di anni e lavorano sodo per tenerci in salute. Fra le altre cose, producono circa il 95% della serotonina presente nel corpo. La serotonina è nota anche come «ormone della felicità», perché contribuisce a creare un senso di benessere.

Oltre a influire sull'umore, la serotonina ha un ruolo anche nella regolazione dell'appetito, della digestione, del sonno e del desiderio sessuale. Purtroppo, l'intestino ospita anche un sacco di microbi «cattivi», che creano infiammazione, aumento di peso e contribuiscono ad avere ansia, depressione, e... notti insonni.

La buona notizia è che è possibile cambiare la composizione del microbioma in tempi piuttosto rapidi modificando l'alimentazione. Vedremo come fare nel capitolo successivo.

Prima di proseguire, analizzeremo altri metodi collaudati per riposare meglio. Prenderemo in esame una tipica giornata di 24 ore e vi spiegherò come migliorare l'igiene del sonno; per esempio, stabilendo abitudini corrette per coricarvi, definendo la finestra di sonno ideale e usando esercizi di respirazione e mindfulness per allontanare ansia e pensieri negativi, i veri nemici del riposo.

Attenzione: se soffrite di problemi lievi questi consigli vi saranno utili. Se invece soffrite di insonnia vera e propria non saranno sufficienti. Per resettare il cervello e guarire dall'insonnia sarà probabilmente necessario seguire anche un breve corso di SRT (spiegata nel capitolo 6).

Dopo aver seguito la terapia di limitazione del sonno (dovrebbero bastare poche settimane) e aver sconfitto l'insonnia, vi accorgerete che mangiando cibi benefici per l'intestino e seguendo i consigli elencati di seguito eviterete di riacquistare le vecchie abitudini.

Stabilire buone abitudini

L'aspetto delicato del sonno è che è una cosa prettamente individuale. La quantità, la qualità e il tipo di sonno di cui necessita ognuno di noi varia da persona a persona, ma anche nel corso del tempo per lo stesso individuo. Non esiste una «taglia unica».

Detto ciò, tutti gli esperti che ho consultato concordano sulla necessità di trattare il sonno come un'abitudine che si può migliorare con l'allenamento, e affermano che stabilire una routine regolare per andare a letto e alzarsi è un buon punto di partenza.

Questa routine è detta «finestra di sonno». Io mi corico alle 23 e mi alzo alle 7, e cerco di farlo sette giorni alla settimana. La mia finestra di sonno è questa. I gufi forse sarebbero più contenti di andare a letto più tardi e alzarsi più tardi, ma la cosa potrebbe rivelarsi problematica per chi ha figli o orari lavorativi convenzionali.

Se non avete figli piccoli e i vostri superiori acconsentono a farvi iniziare un po' più tardi, accettate l'offerta. Potreste comunicare loro ciò di cui avete bisogno, e spiegare che una settimana lavorativa più flessibile potrebbe migliorare non solo l'umore, ma anche la produttività. Se tutto questo non funziona, provate a trasformarvi in allodole (pagina 43).

Anche per i turnisti potrebbe rivelarsi difficile stabilire una finestra di sonno, ma ce ne occuperemo nel capitolo 7. Per tutti gli altri non dovrebbero esserci problemi.

La difficoltà legata allo stabilire una finestra di sonno è mantenerla costante, specialmente nel fine settimana. Con ogni probabilità, avrete la tentazione di restare a letto fino a tardi, soprattutto se vi siete coricati tardi. Se siete determinati a risolvere i vostri problemi, tuttavia, temo che dovrete resistere a questa allettante tentazione. L'idea che si possa recuperare nel weekend il sonno perduto nel corso della settimana è solo una leggenda.

Tanto per cominciare, restare a letto fino a tardi nel fine settimana altera il ritmo circadiano, impedendo che lo stimolo a dormire si accumuli.

Se di solito andate a letto alle 23 ma il sabato decidete di stare svegli fino alle 2 di notte e di alzarvi 3 ore più tardi la domenica mattina, scombussolerete del tutto l'orologio circadiano. Questo fenomeno è il cosiddetto «jet lag sociale» di cui abbiamo parlato nel capitolo 2.

In secondo luogo, se vi alzate alle 10 del mattino di domenica e vi coricate di nuovo alle 23, potreste fare fatica a addormentarvi. Siete rimasti svegli per 3 ore in meno rispetto ai giorni lavorativi, la quantità di adenosina accumulata nel cervello sarà decisamente inferiore, e con essa lo stimolo a dormire.

Ovviamente alcune sere vorrete uscire e non riuscirete a coricarvi all'ora desiderata, ma la cosa importante è rispettare sempre l'ora in cui avete deciso di alzarvi.

Ripulire la stanza da letto

Quando qualcuno sta per mettersi a dieta, gli consiglio di passare in rassegna la dispensa prima di iniziare, eliminando merendine e cibi poco sani. Se a casa nostra ci sono patatine, biscotti o cioccolato, nonostante sappia benissimo che si tratta di cibi nocivi al cervello e al girovita, li mangerò. Il modo migliore per resistere alle tentazioni è evitare di esporvisi.

La stessa cosa vale per la camera da letto, che dovrebbe essere destinata esclusivamente al riposo e al sesso. Se in camera è presente un televisore, o se portate il telefono a letto, sarete tentati di usarli, il che può avere effetti deleteri.

Si dice che la luce blu emessa dai monitor o dallo schermo del telefono sia nociva perché arresta la produzione della melatonina, l'ormone del sonno. A dirla tutta, i livelli di luce emessi da questi dispositivi sono troppo bassi per provocare danni, e l'effetto negativo è dovuto al fatto che stimolano il cervello quando dovrebbe rilassarsi. Per quanto mi riguarda, metto sempre il telefono in modalità aereo e cerco di evitare di guardarlo nelle ore prima di andare a letto.

Chiunque abbia figli sa quanto possano essere deleteri i social network. Io e mia moglie litigavamo in continuazione con i nostri figli perché non volevamo che avessero telefono e computer in stanza quando erano adolescenti. Nel nostro caso, siamo (quasi sempre) riusciti a vincere la guerra.

La carenza di sonno è particolarmente nociva per il cervello degli adolescenti, e le menti perverse dietro alla creazione dei social network li hanno progettati con lo scopo di catturare di continuo la nostra attenzione.

È come per il cibo, facciamo fatica a resistere al cioccolato o alle patatine fritte perché sono allettanti; se inizio a mangiare una tavoletta di cioccolato, devo finirla. Fortunatamente non mi sono mai appassionato a Facebook o Instagram.

Ore 20: la routine per rilassarsi

Se quando vi coricate i pensieri vi ronzano ancora in testa e l'intestino sta tentando di digerire l'ultimo snack della serata, farete più fatica a addormentarvi. Una corretta routine di rilassamento inizia diverse ore prima di andare a letto.

Smettere di mangiare

L'ideale sarebbe terminare l'ultimo pasto della giornata almeno 3 ore prima di andare a letto. Questo consiglio proviene da

Satchin Panda, professore al Salk Institute negli Stati Uniti ed esperto di caratura mondiale nei campi della cronobiologia e della ricerca sugli orologi circadiani. Ha elaborato una forma di digiuno intermittente chiamata *Time-Restricted Eating* (o TRE), che significa «alimentazione con limiti orari» ed è seguita da diverse celebrità come Hugh Jackman e Miranda Kerr, nonché da imprenditori di spicco della Silicon Valley, tra cui Jack Dorsey, il creatore di Twitter, e Geoffrey Woo, CEO di HVMN, un'azienda che si occupa di integratori all'avanguardia.

L'idea alla base dei regimi TRE è che limitare la finestra quotidiana di alimentazione può essere d'aiuto per dimagrire, migliorare i livelli di colesterolo e glicemia, potenziare l'attenzione e dormire meglio.

Una forma di TRE è chiamata 16:8, questo significa che si smette di mangiare alle 20 e si ricomincia a mezzogiorno del giorno successivo. La definizione è dovuta al fatto che si trascorrono 16 ore al giorno senza mangiare e si concentrano i pasti in una finestra di 8 ore.

Il professor Panda mi ha detto che la maggior parte delle persone trova più facile seguire il modello 14:10, quello che ha adottato anche per sé. Cena con la famiglia intorno alle 18 e non mangia nulla fino alle 8 della mattina dopo.

Come mai ritiene che sia così importante smettere di mangiare diverse ore prima di coricarsi? Principalmente ha a che fare con la temperatura interna del corpo. La temperatura corporea segue l'orologio circadiano, e inizia naturalmente a calare nel corso della serata. Questo calo favorisce il sonno. Se mangiamo molto tardi di sera, facciamo salire la temperatura. Quando lo spuntino notturno arriva nello stomaco, l'apparato digerente deve mettersi in moto per scomporre e assorbire il cibo che abbiamo mangiato. La maggiore attività degli organi digerenti significa che la temperatura interna resterà elevata quando invece dovrebbe calare.

MA A ME PIACE BERE UN BICCHIERE DI LATTE O MANGIARE UNA CIOTOLA DI CEREALI PRIMA DI ANDARE A LETTO!

Bere una tazza di cioccolata o mangiare una ciotola di cereali prima di coricarsi è confortevole, ma è una cattiva idea. Il pancreas (che produce l'insulina) ha bisogno di tempi di recupero e, guidato dall'orologio circadiano, interrompe la sua attività nelle ore notturne e non sarà quindi pronto per la «bomba di zuccheri» sganciata dai cereali o dalla cioccolata. Gli zuccheri aumenteranno il livello di glicemia nel corso della nottata, il che è negativo tanto per il sonno quanto per il corpo. I grassi contenuti negli spuntini serali, inoltre, avranno un effetto maggiore e più rapido sul livello di grasso nel sangue rispetto ad altri momenti della giornata.

Qualche anno fa ho condotto un esperimento su me stesso. Ogni giorno mangiavo gli stessi cibi ad alto contenuto di carboidrati e grassi, una volta alle 10 e una volta alle 22. Se consumavo il pasto di mattina, il livello di grassi e zuccheri saliva rapidamente e scendeva altrettanto rapidamente. Se invece lo facevo di sera, entrambi gli indicatori continuavano a salire fino a ben oltre la mezzanotte.

Un ulteriore motivo per evitare spuntini o bicchieri di latte notturni è che le proteine contenute nel cibo stimoleranno la produzione di acido nello stomaco. Se soffrite di reflusso gastrico, l'unica cosa che dovreste consumare nelle 2 ore prima di coricarvi è l'acqua.

Un altro beneficio del TRE è che lascia più tempo a disposizione per la riparazione della mucosa intestinale, che subisce diversi maltrattamenti nel corso della giornata. Pensate alla sistemazione del manto di un'autostrada: non è possibile farla durante il giorno a causa del traffico intenso, per cui è necessario attendere la notte prima di mettersi al lavoro.

Non lasciare tempo sufficiente alla riparazione può portare al manifestarsi di una patologia chiamata «sindrome dell'intestino permeabile», che si verifica quando i batteri dell'intestino riescono ad attraversare la mucosa danneggiata e a entrare in circolo nel sangue, provocando infiammazione, gonfiore e dolori.

E se abbiamo comunque fame? Il professor Panda mi ha rivelato che, dopo essersi abituati al suo regime, non si soffre più di attacchi di fame notturni. Al contrario, dopo un paio di settimane scoprirete che basta uno spuntino notturno per farvi sentire fastidiosamente gonfi.

Alcol: pro e contro

La questione legata all'alcol è più problematica. Quasi tutta la letteratura in materia afferma che non bisognerebbe bere di sera; nonostante l'alcol possa farvi assopire più rapidamente, infatti, favorirà il russamento e il sonno frammentato nelle ore successive. Questo è probabilmente vero per i bevitori più incalliti, ma per i consumatori occasionali potrebbero esserci prove di potenziali benefici.

Un gruppo di scienziati israeliani ha reclutato un campione di 224 diabetici astemi[33] e li ha suddivisi in gruppi casuali che dovevano accompagnare il pasto serale con un bicchiere (150 ml) di vino rosso, vino bianco o acqua minerale ogni giorno per 2 anni. Vino e acqua erano forniti gratuitamente e le bottiglie vuote venivano raccolte regolarmente per assicurarsi che i partecipanti seguissero le indicazioni ricevute.

Gli amanti del vino rosso saranno felici di sapere che il gruppo a cui è stata assegnata questa bevanda ha riportato i risultati migliori. Ci sono stati significativi miglioramenti nei livelli di colesterolo e glicemia e anche nella qualità del sonno.

In uno studio più recente,[34] stavolta condotto da un team statunitense, i ricercatori hanno scoperto che far bere ai topi una piccola quantità di alcol (l'equivalente di un bicchiere di vino per un essere umano) migliorava l'efficienza del sistema glinfatico, la rete di canali che agisce durante il sonno profondo per pulire il cervello e rimuovere le scorie.

Ciò che rende questa ricerca particolarmente stimolante è che la donna alla guida del team, la professoressa Maiken Nedergaard, è anche la scienziata che per prima ha svelato l'esistenza del sistema glinfatico nel 2012. «Altre ricerche hanno evidenziato che un elevato consumo di alcol prolungato negli anni aumenta il rischio di declino cognitivo, mentre un'assunzione bassa o moderata riduce il rischio di demenza. Questo studio potrebbe fornire ulteriori spiegazioni», spiega la dottoressa Nedergaard.

Per quanto mi riguarda, un bicchiere di vino rosso a cena non influisce sulla qualità del mio sonno, ma due o tre bicchieri la peggiorano notevolmente. Se bevete tutte le sere e soffrite d'insonnia, provate a smettere per qualche settimana e vedete che cosa accade.

Di recente ho parlato con una donna che mi ha confidato che in passato beveva mezza bottiglia di vino ogni sera perché pensava che l'aiutasse a dormire. Quando ha dovuto smettere per una settimana a causa di una cura con antibiotici, si è resa conto di sentirsi molto meglio. «Per anni mi sono svegliata in preda all'agitazione quasi tutte le notti, ora invece dormo quasi sempre ininterrottamente e mi sento benissimo. Ho un sacco di energia. Bevo ancora nelle occasioni speciali, ma abbandonare il consumo abituale di alcol mi ha cambiato la vita.»

Ore 21.30: attività calmanti

Abbassare le luci

Alle 21.30, la ghiandola pineale dovrebbe secernere la melatonina, l'ormone che prepara il cervello alla notte di sonno in arrivo. Di norma, i livelli di melatonina iniziano a salire intorno alle 21 e raggiungono il picco nelle ore dopo mezzanotte.

Le luci intense, in particolar modo la cosiddetta «luce blu», interrompono la produzione di melatonina. È per questo che i produttori di telefoni ora includono applicazioni per ridurre la quantità di luce blu emessa dagli schermi nelle ore serali. Come ho già anticipato, però, si tratta in parte di una leggenda. Il problema di telefoni e tablet non è tanto la luce che emettono, quanto il fatto che stimolino il cervello proprio quando dovrebbe rilassarsi.

L'ideale sarebbe spegnere le lampade più luminose e favorire un'illuminazione più soffusa. Tim Peake, un astronauta britannico che ha trascorso sei mesi sulla Stazione Spaziale Internazionale, mi ha detto che di recente l'impianto d'illuminazione della stazione è stato modificato per variare gradualmente nel corso di una giornata, passando dalle frequenze del blu a quelle del rosso per mimare lo scorrere del giorno sulla Terra.

Gli hadza, una popolazione di cacciatori-raccoglitori della Tanzania, non conoscono la luce artificiale e non hanno una parola per definire l'insonnia. Di sera si radunano intorno al falò per condividere storie ed esperienze, e si coricano qualche ora dopo il tramonto.

Fare un bagno caldo

Invece di rilassarvi con un paio di drink, potreste prendere in considerazione l'idea di fare un bagno caldo (con qualche goccia di olio essenziale, per esempio, di lavanda), leggere un libro o ascoltare musica. Gli studi hanno dimostrato che fare un bagno o una doccia calda un'ora prima di coricarsi può aiutare a addormentarsi e a riposare senza interruzioni.[35]

Perché questo funzioni, è necessario che le abluzioni durino almeno 10 minuti e che il tutto avvenga almeno un'ora prima di andare a letto. Il motivo? Be', come potete immaginare, un bagno caldo farà aumentare la temperatura corporea. Inoltre, aumenterà la circolazione sanguigna verso la pelle, le mani e i piedi. Quando uscite dalla vasca dopo l'ammollo e vi avvolgete nel vostro accappatoio preferito, il corpo continuerà a emanare calore, riducendo progressivamente la temperatura interna. La parola chiave è «progressivamente». L'intero ciclo di riscaldamento e raffreddamento impiega circa un'ora. Una doccia di un paio di minuti appena prima di andare a letto (un po' come faccio io di solito) non avrà alcun effetto sul sonno.

Ascoltare della musica

Secondo la National Sleep Foundation,[36] gli anziani che ascoltano musica rilassante prima di coricarsi si addormentano più in fretta, dormono più a lungo, si svegliano meno spesso durante la notte e si sentono più riposati al risveglio. Sembra che l'effetto migliore si ottenga con brani lenti con un tempo compreso tra 60 e 80 battiti per minuto, più comuni nella musica classica, jazz o folk.

Tenere un diario delle attività

Oltre al diario del sonno (che va compilato di mattina), nella routine per rilassarvi potreste includere un diario delle cose da fare. In pratica, si scrive un elenco di attività e impegni in programma il giorno successivo. La speranza è che, in questo modo, passiate meno tempo a rimuginarci sopra nel cuore della notte.

Questo metodo funziona? Sembrerebbe proprio di sì. Uno studio condotto su un piccolo campione di universitari statunitensi[37] ha scoperto che chi trascorreva 5 minuti annotando le attività del giorno successivo dormiva in media 9 minuti più a lungo. Non sembrano molti, ma è un effetto simile a quello delle pillole per dormire. Tenere un diario riduceva anche la tendenza a svegliarsi durante la notte.

Già che avete impugnato la penna, potreste anche scrivere tre avvenimenti positivi della giornata appena trascorsa. Può trattarsi di qualsiasi cosa, dai complimenti ricevuti dagli amici a un tramonto particolarmente spettacolare. Esprimere gratitudine, o «apprezzare le proprie fortune», è un metodo comprovato per ridurre lo stress, una delle principali cause dell'insonnia.

Da piccolo ero piuttosto religioso e pregavo tutte le sere inginocchiato accanto al letto. Ringraziavo Dio per quanto di positivo era accaduto e gli chiedevo di perdonarmi se mi ero dimostrato sciocco e insensibile; era un buon modo per calmarmi prima di andare a letto. Oggi non sono più credente, ma trovo che l'abitudine di scrivere tre avvenimenti positivi abbia un effetto simile.

Pensare a tre cose belle (e soprattutto scriverle) funziona perché devia il pensiero verso quanto di piacevole è accaduto nella giornata, contrastando la naturale tendenza notturna a rimuginare e preoccuparsi che spesso contribuisce a tenerci svegli.

Integratori di melatonina

I sonniferi presentano molti rischi, almeno a lungo termine (per ulteriori informazioni su sonniferi e rimedi per dormire, consultate le domande a pagina 92). Mi capita di prenderli ogni tanto, per esempio, lo zopiclone, quando devo affrontare un viaggio particolarmente lungo. Mi aiutano a dormire in aereo e a combattere il jet lag una volta atterrato. Non li uso in nessun'altra occasione.

La melatonina è una cosa diversa. Come ho spiegato in precedenza, si tratta di un ormone prodotto dalla ghiandola pineale, una piccola struttura situata al centro dei due emisferi cerebrali e collegata al nucleo soprachiasmatico (SCN), l'orologio del cervello. Quando si fa buio, l'SCN comunica alla ghiandola pineale di iniziare il rilascio della melatonina. L'aumento del livello di questo ormone aiuta a coordinare le altre parti del cervello che ci spingono a dormire. I livelli dell'ormone raggiungono il massimo intorno alle 3 di notte per poi calare progressivamente.

Sul mercato sono disponibili integratori sintetici di melatonina, che possono rivelarsi molto efficaci. Chi la dovrebbe assumere e in che momento? Invecchiando, il cervello tende a produrre meno melatonina, e potrebbe essere questa la causa del peggioramento del sonno. È anche il motivo per cui la melatonina funziona meglio per chi ha più di 55 anni.

In Gran Bretagna, Australia e in altri Paesi europei la melatonina è disponibile solo dietro ricetta medica, mentre negli Stati Uniti si può acquistare liberamente. Di solito ne compro diverse confezioni se mi trovo sul posto, oppure ordino online da rivenditori statunitensi affidabili (come, per esempio, iHerb). Acquistare melatonina in questo modo è perfettamente legale, anche se non è possibile rivenderla.

Negli Stati Uniti, la melatonina a rilascio controllato è la cura più consigliata per l'insonnia negli anziani, anche perché ha pochissimi effetti collaterali (io non ne ho mai notato nemmeno uno); uno studio[38] ha evidenziato meno effetti collaterali tra chi assumeva melatonina rispetto a chi assumeva il placebo.

Un rapporto del governo australiano del 2011[39] ha concluso che assumere 2 mg di melatonina 1 o 2 ore prima di coricarsi era sicuro ed efficace per le persone sopra i 55 anni. Affermava che era sicuro assumerla quotidianamente fino a tredici settimane e che, a differenza dei sonniferi, non si verificavano fenomeni d'insonnia di ritorno al termine della cura. Tuttavia, prenderla tutti i giorni per diversi mesi potrebbe non essere una buona idea. Uno studio su soggetti che hanno assunto melatonina o placebo quotidianamente ha evidenziato che le differenze si erano pressoché annullate dopo sei mesi.[40]

Nonostante sia sicura, il governo australiano ne sconsiglia l'assunzione a bambini, donne incinte o individui con problemi al fegato.

Il momento più indicato per l'assunzione è un'ora prima di andare a letto, ma io la prendo alle 3, quando mi sveglio e non riesco a riaddormentarmi. L'emivita della melatonina va da 3 a 4 ore e mezzo, per cui in teoria dovrei sentirmi rintronato il giorno dopo, ma con me non accade.

Personalmente ne assumo 2 mg a rilascio lento. Se non funziona, potreste sperimentare con dosi più elevate (è sicura fino a 5 mg). A meno che non soffra di jet lag, non assumo melatonina più di un paio di volte alla settimana.

Domande e risposte

Non è più semplice prendere un sonnifero?

Con la parola «sonniferi» si intendono principalmente le benzodiazepine, come il temazepam, e i «farmaci Z», come lo zopiclone. Questi prodotti possono rivelarsi utili nel trattamento dell'ansia acuta o dei disturbi che seguono un lutto o la perdita del lavoro. Come ho affermato, uso lo zopiclone per combattere il jet lag. Come per tutti i farmaci, però, bisogna prendere in considerazione gli effetti collaterali e il calo di efficacia nel tempo.

Questi farmaci danno dipendenza?

I moderni sonniferi provocano meno dipendenza dei barbiturici usati in passato, ma possono diventare un'abitudine. Per questo motivo, i medici di base raramente li prescriveranno per lunghi periodi, favorendone l'impiego sul breve termine. Se i pazienti devono affrontare momenti di stress prolungato, per migliorare il sonno i medici potrebbero prescrivere una lieve dose di amitriptilina, un farmaco che in concentrazioni più elevate è usato per la cura di ansia e depressione. Alcune persone che lo assumono si sentono intontite o «con i postumi» al mattino, e possono esserci effetti collaterali fastidiosi come la secchezza delle fauci. Può anche interferire con altri farmaci.

E per quanto riguarda i farmaci da banco?

Esistono molti integratori da banco e rimedi erboristici in grado di aiutarvi con i problemi passeggeri, ma non rappresentano una soluzione a lungo termine perché non intervengono sulle cause alla base dell'insonnia. Se assumete altri farmaci, dovreste consultare il vostro medico, perché potrebbero verificarsi delle interferenze. Anche se siete incinte o state allattando consiglio di avere cautela.

La clorfenamina, commercializzata come Piriton in alcuni Paesi, è un comune antistaminico da banco usato per contrastare gli effetti di raffreddore allergico e punture di insetti, e a volte come leggero sedativo. In rari casi può provocare reazioni allergiche e potrebbe interferire con altri farmaci, in particolar modo con gli antidepressivi.

La difenidramina è un altro antistaminico con effetti sedativi e, come la clorfenamina, può rivelarsi efficace, ma anche avere simili effetti collaterali.

Secondo alcuni studi gli integratori di magnesio aiutano gli anziani a prendere sonno più in fretta. In generale, sarebbe meglio tenere alti i livelli di magnesio consumando cibi ricchi di questo elemento, come avocado, verdure a foglia verde come spinaci, legumi e frutta secca come anacardi, mandorle, nocciole e noci.

Assunto in dosi moderate, il triptofano può migliorare il sonno, ma in alcuni casi sono state dimostrate interazioni con altri farmaci. Tra i possibili effetti collaterali si contano sudorazione, ansia, nausea e vomito.

La valeriana è un integratore erboristico molto usato per favorire il sonno. Alcuni studi hanno riportato risultati positivi su soggetti che assumevano da 300 a 900 mg di valeriana prima di dormire, ma non sono riuscito a trovare dati basati sul lungo termine. Anche in questo caso, fate attenzione a possibili interazioni con altri farmaci.

Cosa ne pensa degli oli essenziali?

I più comuni per facilitare il sonno sono lavanda, vaniglia, rosa e bergamotto (un agrume). È possibile aggiungerne qualche goccia a un bagno caldo o vaporizzarli nell'aria con un diffusore. Per creare preparati in casa, aggiungete 4-5 gocce di olio essenziale a mezza tazza d'acqua e versate il tutto in una bottiglia da profumo vuota e ben lavata. È anche possibile metterne un paio di gocce sotto al cuscino o fra le lenzuola, ma fate attenzione a non applicare questi oli direttamente sulla pelle, perché sono molto concentrati e possono provocare irritazione.

Ma servono a qualcosa? Ho trovato una revisione sistematica[41] secondo la quale possono essere d'aiuto in caso di lievi disturbi del sonno.

L'olio di lavanda è il più studiato; il peggio che può succedere è che diffonderà un buon profumo in camera da letto e che vi concentrerete sulla piacevolezza dell'aroma invece che sulle vostre preoccupazioni.

La lunga notte dell'anima

I più fortunati tra di voi che seguiranno i miei consigli si coricheranno alle 23 dopo aver svolto una routine rilassante, si addormenteranno subito e apriranno gli occhi sentendosi riposati e pensando: «Devo proprio consigliare questo libro agli amici!».

E se invece ciò non accade? Se rimanete sdraiati a fissare il soffitto mentre il vostro partner russa preoccupandovi di non riprendere più sonno e assediati dai pensieri negativi?

Potreste provare a mettere in pratica qualche esercizio di respirazione o qualche tecnica cognitivo-comportamentale per deviare il flusso dei pensieri (vedi più avanti in questo capitolo). D'altro canto, forse siete solo andati a letto quando non eravate stanchi a sufficienza.

La regola generale è che se non vi sembra di esservi addormentati entro 20 minuti dall'aver chiuso gli occhi, è meglio alzarsi e uscire dalla stanza. (Uso «sembra» perché non voglio che controlliate costantemente l'orologio, è meglio provare a indovinare quanto tempo è passato.)

In termini tecnici, questo processo è detto «controllo degli stimoli» e il motivo per cui è necessario alzarsi è che bisogna associare il letto solo ed esclusivamente al dormire e all'attività sessuale. Se giacete a letto svegli lottando contro i vostri demoni mentali una notte dopo l'altra, nel corpo e nel cervello si instaureranno associazioni inutili.

Fin da quando il fisiologo russo Ivan Pavlov dimostrò di poter stimolare la salivazione dei cani suonando una campanella, sappiamo quanto sia facile creare potenti collegamenti inconsci. È importante non rinforzare, a livello conscio o inconscio, l'associazione tra «andare a letto» e «non riuscire a addormentarsi». Quindi, se entro quelli che vi sembrano 20 minuti non vi assopite, uscite dal vostro bozzolo caldo e andate in un'altra stanza, dove lascerete trascorrere il tempo finché non avrete sonno. Questa non è una scusa per accendere il computer, guardare una replica di *Friends* o vedere che cosa accade su Facebook.

Se state provando ad assumere melatonina, questo potrebbe essere un buon momento. Ci vorrà circa mezz'ora prima che faccia effetto.

L'ideale è trascorrere questo intervallo di tempo ascoltando musica rilassante o un podcast noioso, oppure rileggendo un libro che già conoscete. Io non ho difficoltà nell'addormentarmi, ma spesso mi sveglio durante la notte. A volte riesco a riprendere sonno, altre volte no. A casa mia ho una pila di libri che ho già letto più volte e che sfoglio appositamente mentre aspetto che lo stimolo a dormire torni a manifestarsi.

Esercizi di respirazione per ridurre stress e dolore

La respirazione yogica (*pranayama*) è una forma di respirazione controllata che viene praticata da millenni, e che spesso accompagna la pratica dello yoga o la meditazione. Riduce lo stress attivando il sistema parasimpatico, una parte del sistema nervoso autonomo, e favorendo quindi un rallentamento del battito cardiaco e un abbassamento della pressione sanguigna. Se faccio fatica a addormentarmi, la prima cosa che provo è la respirazione profonda, o respirazione addominale. Nella vita di tutti i giorni tendiamo a respirare poco profondamente, per cui all'inizio potrà sembrarvi strano.

Iniziate con l'inspirare lentamente e a fondo dal naso, e lasciate che l'aria vi riempia i polmoni. Mettete una mano sopra la pancia: dovreste sentirla gonfiarsi. Trattenete il respiro per due secondi, poi espirate lentamente dalla bocca. Le prime volte che proverete a farlo vi sembrerà poco naturale, per cui è necessario esercitarsi durante il giorno. Noterete che questa pratica favorirà il rallentamento del battito cardiaco e vi farà sentire più rilassati.

Esistono diverse tecniche di respirazione, la mia preferita è la 4-2-4.

- Inspirate profondamente dal naso mentre contate mentalmente fino a 4.
- Trattenete il respiro e contate fino a 2.
- Espirate lentamente dalla bocca mentre contate fino a 4.
- Provate a ripetere l'esercizio per un paio di minuti, dovrebbe aiutarvi a rilassarvi.

Potete trovare maggiori dettagli sulle tecniche di respirazione nel capitolo 6.

Sfidare i propri pensieri

Molte persone affermano di essere tenute sveglie dai pensieri che si affacciano durante la notte. Si tratta di preoccupazioni di ogni tipo, da quelle relative ai figli agli eventuali danni provocati dalla mancanza di sonno. Un modo per gestire la situazione è alzarsi dal letto e distrarsi, invece di assecondare l'agitazione.

È possibile anche mettere in pratica qualche tecnica della terapia cognitivo-comportamentale, un approccio che insegna a sfidare i propri pensieri. Nonostante siano generati nel cervello, i pensieri non sono reali e possono essere contraddetti, proprio come facciamo con i nostri familiari quando dicono qualcosa di particolarmente irritante.

Ecco qualche esempio di pensiero notturno completo di risposta.

Pensiero: «Non riesco a dormire, e se non dormo domani mi sentirò esausto e non sarò in grado di svolgere le mie attività».

Risposta: «Mi addormenterò sicuramente, come succede di

solito. Se anche non dovesse succedere, non fa niente. Una notte di sonno perso non è un problema».

Pensiero: «È la stessa cosa ogni notte. Me ne resto qui a preoccuparmi. Perché non riesco a riposare come si deve?».

Risposta: «Non è vero, non succede ogni notte. È seccante, ma passerà».

Dal momento che i pensieri negativi di questo genere rientrano di solito in un modo di pensare che ci accompagna da tutta la vita, riuscire a sconfiggerli non è facile. Se volete imparare come farlo con efficacia, potrebbe essere necessario rivolgersi a un terapeuta.

Sono le 3.30, e tutti sono svegli

Nonostante ci siano persone che faticano a addormentarsi, il disturbo del sonno più comune consiste nello svegliarsi di notte. Spesso questo accade perché dobbiamo andare in bagno e, una volta svegli, non riusciamo a riprendere sonno.

Di norma ci svegliamo dopo 4 o 5 ore di sonno, dopo che si sono alternati tre cicli da 90 minuti e siamo in una fase di sonno leggero. Per usare l'analogia della foca, è come se tornassimo in superficie per una boccata d'aria e non riuscissimo più a nuotare verso il fondo.

Cosa bisogna fare? Il mio consiglio è molto simile a quelli che vi ho dato in precedenza: provate a respirare, a scacciare i pensieri negativi e, se dopo 20 minuti non funziona niente di tutto ciò, alzatevi.

Il punto chiave è cercare di non preoccuparsi riguardo al fatto che siamo svegli quando dovremmo dormire e alle conseguenze per il giorno successivo. Imboccare quella direzione non farà altro che peggiorare le cose.

Personalmente, trovo utile riflettere sul fatto che svegliarsi di notte è naturale e che era una consuetudine normalissima prima che decidessimo di dover dormire tutta la notte, come abbiamo visto nel capitolo 2.

Qualcuno sfrutta questi momenti di veglia per godersi le ore notturne; di recente sono stato contattato da una persona che alle 3 è solita uscire di casa e scattare qualche foto prima di tornare a letto, altri invece lo trovano un orario prolifico per scrivere.

Charles Dickens era solito vagare per le strade di Londra alle 3 di notte, e ci scrisse addirittura un racconto: *Passeggiate notturne*. Questi vagabondaggi, che duravano anche 5 ore, gli fornivano una prospettiva inedita su povertà, episodi di criminalità e ubriachezza che gli tornava utile nei suoi romanzi. Verso l'alba, Dickens si recava spesso in una stazione della zona per assistere all'arrivo della posta.

«I lampioni fiammeggiavano», scrisse. «I facchini si materializzavano, vetture e carrelli erano approntati con gran chiasso. Infine, la campana suonava e il treno faceva il suo ingresso in stazione sferragliando. L'alba era ormai vicina.»

Dopo il sorgere del sole, tornava a casa e andava a letto.

Allodole estreme

In situazioni del genere, le allodole più incallite potrebbero decidere addirittura di alzarsi definitivamente.

L'attore statunitense Mark Wahlberg è solito alzarsi alle 2.30. Inizia la giornata con una preghiera, seguita dalla colazione e da un allenamento. Lo so perché i suoi post su Instagram contengono spesso l'hashtag #4amclub, il «club delle 4 del mattino». La sua giornata tipo segue all'incirca questa tabella:

- 2.30: sveglia
- 2.45: preghiere e colazione

- 3.40: primo allenamento
- 13.00: pranzo
- 16.00: secondo allenamento
- 17.00: doccia
- 17.30: cena
- 19.30: ora di andare a letto

Anche Tim Cook, amministratore delegato di Apple (l'azienda più ricca del mondo), è una vera allodola.[42] Si alza alle 3.45, si dedica alle e-mail per un'ora e poi va in palestra prima di affrontare la giornata lavorativa. Per quanto sia stato tormentato dall'insonnia, l'idea di fare qualcosa del genere non mi ha mai nemmeno sfiorato.

È ora di iniziare la giornata

Se non siete adolescenti o allodole estreme, probabilmente la vostra giornata inizierà intorno alle 7 del mattino. Anche se alcuni dei manager più famosi si alzano prestissimo, altri seguono ritmi di sonno più simili a quelli dei comuni mortali, come Elon Musk (alle 7), il fondatore di Amazon Jeff Bezos (tra le 7 e le 8) e Mark Zuckerberg, creatore di Facebook (entro le 8).[43]

Un breve allenamento

Una cosa che tutte queste personalità hanno in comune è lo svolgere attività fisica non appena svegli, e in questo cerco di emularli. Non appena rotolo giù dal letto, la prima cosa che faccio è una serie di esercizi di resistenza, tra cui flessioni e squat (li descrivo meglio nell'appendice alla fine del libro). Questa routine richiede in genere meno di 5 minuti. So che devo fare subito questi esercizi, altrimenti non rimedierò nel corso della giornata.

A differenza dell'attività aerobica (come corsa, nuoto e camminata), gli esercizi di resistenza sono utili per costruire e conservare la muscolatura. Svolgere esercizi di resistenza è anche molto utile per migliorare la qualità del sonno. Un recente articolo pubblicato su «Sleep»[44] afferma: «Gli esercizi di resistenza migliorano tutti gli aspetti del sonno, in particolar modo la sua qualità. ... Oltre a tali benefici, sono utili anche per contrastare ansia e depressione».

L'aspetto positivo di questo regime è che non richiede di andare in palestra ed è gratis. Inoltre, occupa davvero poco tempo.

Fare entrare la luce

Se ho tempo, prima di colazione faccio una passeggiata di mezz'ora con il cane. Questo mi consente di fare un po' di attività fisica, ma soprattutto di espormi alla luce naturale di prima mattina.

La quantità di luce a cui ci esponiamo in casa o in auto mentre andiamo al lavoro è minima rispetto a quella a cui siamo esposti all'aperto, anche durante una giornata grigia o uggiosa. Esporsi alla luce naturale di mattina consente di resettare l'orologio interno e comunicare al resto del corpo che la giornata è iniziata.

Durante gli inverni più lunghi e bui, o se fate molta fatica ad alzarvi, potreste considerare l'acquisto di una lampada per la fototerapia, che riproduce la luce naturale. Le migliori hanno un'intensità di 10.000 lux, simile a quella che si riscontra uscendo in una giornata di sole primaverile. Di norma, l'intensità della luce in casa o in ufficio può aggirarsi tra i 25 e i 50 lux.

L'aspetto positivo di queste lampade è che è possibile lavorare al computer o leggere un libro tenendole accese accanto a sé.

LUCE NATURALE E DISTURBO AFFETTIVO STAGIONALE

Ho scoperto l'esistenza di questo tipo di lampade mentre giravo un documentario sul disturbo affettivo stagionale, noto anche come «depressione d'inverno». Chi soffre di questo disturbo inizia a sentirsi molto triste durante l'inverno per riacquistare il buonumore in primavera. Molti di noi ne sono affetti in una certa misura, ma per il 5% della popolazione i mesi invernali sono particolarmente difficili. Tra i sintomi ci sono calo dell'umore, sonnolenza diurna (nonostante si dorma) e forte desiderio di carboidrati. Per curare il disturbo affettivo stagionale è utile usare una lampada a luce naturale per 30 minuti ogni mattina.

Queste lampade, dette anche *light box*, possono trasformare i gufi in allodole, perché consentono di resettare l'orologio interno. Tuttavia, bisogna fare attenzione: il momento di utilizzo della lampada dipende dal tipo di problema del sonno. Se siete allodole estreme, vi svegliate molto prima del previsto (una caratteristica comune degli anziani) e fate fatica a restare svegli di sera, non dovreste utilizzare la *light box* al mattino.

A dirla tutta, in questo caso bisognerebbe evitare la luce mattutina ed esporsi invece alla luce naturale nel tardo pomeriggio, ritardando in questo modo il rilascio della melatonina.

Abitudini a colazione

Sappiamo tutti che la colazione è «il pasto più importante della giornata». Quello che forse non sapete, però, è che questo slogan fu coniato per una pubblicazione del 1917 dal titolo «Good Health», tra i cui collaboratori c'era (rullo di tamburi) nientepopodimeno che John Harvey Kellogg, uno dei creatori dei cereali Kellogg's.

Nonostante questo slogan abbia avuto un successo planetario, la comunità scientifica non ha raggiunto il consenso sull'importanza della colazione mattutina. Una meta-analisi pubblicata sul «British Medical Journal»,[45] che analizzava 13 diversi studi sull'argomento, ha concluso che non è consigliabile dire agli adulti che fare colazione aiuta a dimagrire, perché potrebbe rivelarsi controproducente.

Uno dei vantaggi del fare colazione più tardi è che prolunga il digiuno notturno, lasciando più tempo a disposizione per le riparazioni necessarie per il corpo.

Va bene fare un sonnellino pomeridiano?

In passato, i sonnellini erano un'abitudine tipicamente «mediterranea». Ricordo che in Grecia o in Spagna negli anni Settanta era abbastanza comune tornare a casa per una breve siesta pomeridiana. Oggi quello stile di vita è pressoché scomparso.

La siesta è stata rimodernata e riproposta con il nome di *power nap*, «sonnellino energizzante», all'inizio degli anni Duemila da James Maas, un ex professore di psicologia della Cornell University divenuto in seguito guru nel campo del sonno. Affermava che riposare per 15 o 20 minuti nel primo pomeriggio fosse sufficiente per ricaricare corpo e cervello.

C'è un fondo di verità nelle sue affermazioni, anche se l'orario e la durata del sonnellino sono fondamentali. L'ideale è farlo 7 ore dopo essersi svegliati (quindi chi si alza alle 6.30 dovrebbe riposare intorno alle 13.30).

Il sonnellino dev'essere abbastanza lungo per essere riposante, ma non deve trasformarsi in sonno profondo. Se ciò accade, si rischia la cosiddetta «inerzia del sonno»: vi sveglierete più goffi e intontiti di prima e farete maggiore fatica a addormentarvi di sera.

Nonostante sia possibile riposare seduti, è più efficace farlo a letto in una stanza silenziosa indossando una mascherina sugli occhi per bloccare la luce. Alcune aziende, come Google, forniscono «capsule» all'interno delle quali i dipendenti possono riposarsi. I sonnellini possono apportare maggiori benefici a chi lavora su turni, lo vedremo meglio nel capitolo 7. Ricordate di puntare una sveglia, per non rischiare di dormire per tutto il pomeriggio.

L'ora di cena

Eccoci alla fine della giornata. Se volete provare un regime TRE, potreste anticipare l'orario della cena così da terminare di mangiare entro le 20. A casa nostra tendiamo a fare così.

Potreste anche provare a realizzare alcune delle ricette create da Clare, che trovate in fondo a questo libro. Nel prossimo capitolo vi spiegherò come mai alcuni cibi sono migliori di altri per favorire un sonno di buona qualità.

Riassumendo

- Se volete dormire meglio, dovete creare una finestra di sonno, ovvero stabilire l'ora in cui andate a letto e l'ora in cui vi alzate ogni mattina. Cercate di rispettare questi orari il più possibile.
- Lavorate sull'igiene del sonno migliorando le abitudini serali, limitando l'assunzione di caffeina e alcolici, eliminando i dispositivi elettronici dalla stanza da letto e assicurandovi che sia un ambiente fresco, buio e silenzioso.

- A differenza dei sonniferi, la melatonina sembra in grado di migliorare la qualità del sonno senza dare dipendenza. Gli effetti benefici di magnesio, lavanda e altri rimedi da banco sono sostenuti da prove più limitate.
- Gli esercizi di respirazione sono efficaci per rallentare il battito cardiaco e distrarre la mente.
- Se vi svegliate di notte e non riuscite a prendere sonno, alzatevi e non coricatevi di nuovo finché non vi sentite assonnati.
- Acquistate una *light box* o fate una passeggiata o una corsa mattutina: 30 minuti di luce naturale ogni mattina vi aiuteranno a resettare l'orologio interno.
- Se sentite l'esigenza di un sonnellino, non fatelo dopo le 14 e non dormite per più di 20 minuti.

CAPITOLO 5
IL CIBO IDEALE PER DORMIRE BENE

Come ho menzionato nel capitolo precedente, qualche anno fa ho scritto *La dieta del microbioma*, che tratta dell'impatto del cibo sui miliardi di microbi che vivono nell'intestino. Il volume include ricette e consigli mirati a potenziare i batteri «buoni» e a indebolire quelli «cattivi». Intervenire sul microbioma può essere d'aiuto per dimagrire, potenziare il sistema immunitario e migliorare l'umore.

Nel tempo trascorso dalla pubblicazione, altri studi hanno esaminato l'impatto del cibo sull'umore, e alcuni di essi si sono occupati proprio della relazione tra specifici alimenti e sonno.

- Un esperimento svolto dai ricercatori dell'Institute of Human Nutrition di New York[46] ha dimostrato per la prima volta che una dieta ricca di fibre e proteine favoriva il sonno profondo nei volontari, mentre cibi ricchi di zuccheri e carboidrati semplici favorivano, negli stessi soggetti, un sonno più frammentato.
- Un altro studio dello stesso gruppo[47] ha esaminato abitudini alimentari e pattern di sonno di oltre 2200 individui negli Stati Uniti, rilevando che chi aveva un «coefficiente mediterraneo» più elevato (vedi più avanti) dormiva meglio e più a lungo di chi seguiva una dieta più «americana».

- Uno studio condotto nel 2017[48] dalla professoressa Felice Jacka, direttrice del Food & Mood Centre di Melbourne, in Australia, ha analizzato i benefici della dieta mediterranea su un campione di persone che soffrivano di depressione moderata o severa. L'umore dei soggetti è migliorato notevolmente, portando in molti casi alla scomparsa dei sintomi clinici.
- In uno studio più recente, pubblicato nell'ottobre del 2019,[49] alcuni ricercatori statunitensi hanno affermato che le persone il cui intestino contiene alti livelli di determinati batteri, in particolare quelli appartenenti al *phylum Bacteroidetes*, dormono meglio e più profondamente e sono meno propense a svegliarsi di notte rispetto a chi presenta concentrazioni minori di tali microrganismi.

Più avanti esamineremo meglio questi e altri studi; iniziamo però con lo sfatare alcuni miti comuni sulla relazione tra cibo e sonno.

Carne bianca o notti in bianco?

L'idea che esistano cibi in grado di favorire il sonno non è nuova, ma scoprire quali alimenti possono davvero agire in questo senso vi sorprenderà, perché non sono quelli menzionati più spesso.

Secondo una credenza diffusa, ad esempio, mangiare tacchino fa venire sonno. Un sedicente esperto che ho trovato su Internet afferma che «il tacchino contiene grandi quantità di un amminoacido chiamato triptofano, che è convertito in serotonina quando raggiunge il cervello e quindi aiuta a dormire».

A dire il vero, la carne di tacchino non contiene più triptofano del pollo o del manzo, e tutti questi cibi ne contengono molto di meno rispetto a frutta secca, semi o formaggio. Un altro problema con questa affermazione è che, anche se mangiare molto tacchino fa aumentare il livello di triptofano nel sangue, ciò non avrà effetto sul cervello, perché solo una minuscola quantità supererà la barriera emato-encefalica (tra sangue e cervello). È lo stesso motivo per cui assumere integratori di triptofano è una perdita di tempo.

Due altri cibi che ho sentito osannare come promotori del sonno sono amarene e kiwi.

L'affermazione riguardante le amarene si basa su un paio di studi di piccola entità svolti su anziani che soffrivano d'insonnia, a cui è stato somministrato un bicchiere di succo d'amarena (240 ml) due volte al giorno per due settimane.[50] Ci sono stati lievi miglioramenti nella qualità del sonno, ma l'idea che abbia funzionato «perché le amarene contengono melatonina», è campata in aria. Bisognerebbe berne circa 500 litri al giorno per assumere una dose di melatonina in grado di apportare benefici.

Per quanto riguarda i kiwi, c'è stato uno studio a Singapore[51] nel corso del quale i ricercatori hanno chiesto a 24 volontari di mangiare due di questi frutti un'ora prima di andare a letto ogni sera per quattro settimane, rilevando una piccola differenza. Ho provato in prima persona a seguire lo stesso regime; se mai, il mio sonno è peggiorato, e per un bel po' di tempo ho nutrito una certa avversione verso i kiwi.

Un'altra leggenda piuttosto diffusa è che il formaggio faccia venire gli incubi. Qualsiasi cibo ricco di grassi saturi consumato prima di coricarsi interferirà col sonno, ma non esistono prove che dimostrino che il formaggio sia peggio di altri alimenti, né che favorisca gli incubi. Probabilmente questa suggestione deriva dal *Canto di Natale* di Charles Dickens, il cui protagonista Ebenezer Scrooge attribuisce le visioni che lo tormentano all'aver mangiato formaggio. Nel 2005, alcuni ricercatori della Surrey University chiesero a 200 volontari di consumare diversi tipi di formaggio tutte le sere per una settimana e di registrare i propri sogni. Non trovarono collegamenti con gli incubi, anche se qualche soggetto riportò sogni particolarmente vividi.[52]

Quali sono i cibi che migliorano il sonno?

Iniziamo con il mio regime alimentare preferito, la dieta mediterranea, ispirata alle abitudini alimentari dei Paesi del bacino mediterraneo. Sono un suo grandissimo fan, soprattutto da quando ho scoperto che, oltre a essere deliziosa, presenta anche molti benefici per la salute. Gli studi[53] hanno dimostrato che la dieta mediterranea consente di:

- ridurre del 30% il rischio di infarto o ictus;
- ridurre del 50% il rischio di diabete di tipo 2;
- ridurre fino al 70% il rischio di tumore al seno.

La dieta mediterranea tradizionale si basa sul consumo di olio EVO, frutta secca, pesce grasso, frutta, verdura e cereali integrali, senza escludere formaggi e yogurt di latte intero e un paio di bicchieri di vino. In questa dieta il consumo di dolci, biscotti e cibi ultra-processati è limitato. Potete calcolare il «coefficiente mediterraneo» della vostra dieta rispondendo al seguente quiz.

Qual è il tuo coefficiente mediterraneo?

Aggiungete un punto per ogni domanda a cui avete risposto «sì». Un punteggio uguale o superiore a 10 è da considerarsi buono.

1. Usi l'olio EVO come grasso da cucina e condimento principale?
2. Mangi due o più porzioni di verdura al giorno? (1 porzione = 200 g)
3. Mangi due o più porzioni di frutta al giorno? (La frutta tropicale e dolce non vale.)
4. Mangi meno di una porzione di carne processata al giorno? (1 porzione = 100 g)
5. Mangi yogurt intero almeno tre volte alla settimana?
6. Mangi tre o più porzioni di legumi (piselli, fagioli, lenticchie, ecc.) alla settimana? (1 porzione = 150 g)
7. Mangi tre o più porzioni di cereali integrali alla settimana? (1 porzione = 150 g)
8. Mangi pesce grasso, gamberi o crostacei almeno tre volte alla settimana? (100 – 150 g)
9. Mangi dolciumi come torte e biscotti meno di tre volte alla settimana?
10. Mangi una porzione di frutta secca almeno tre volte alla settimana? (1 porzione = 30 g)
11. Cucini con aglio, cipolle e pomodori almeno tre volte alla settimana?
12. Bevi in media sette bicchieri di vino alla settimana?
13. Ti siedi a tavola per mangiare almeno due volte al giorno?
14. Consumi bibite dolci e gassate meno di una volta alla settimana?

Note:

- Le patate non contano come verdura.
- La frutta tropicale e dolce include meloni, uva, ananas e banane.
- La carne processata include prosciutto, bacon, salsicce e salame.
- I cereali integrali includono quinoa, segale integrale e bulgur.
- La frutta secca include noci, mandorle, arachidi e anacardi, e non deve essere salata.
- Bere più di sette unità di alcol alla settimana può essere nocivo.

Dieta mediterranea e sonno

Anche se in passato gran parte della ricerca che gravita attorno alla dieta mediterranea si è concentrata sul suo impatto nella riduzione di patologie cardiache, tumori, demenza e diabete, negli ultimi anni sono stati condotti studi approfonditi che ne esaminano gli effetti sul sonno.

Uno studio italiano del maggio del 2019,[54] per esempio, ha analizzato il collegamento tra l'alimentazione degli adulti italiani e la qualità del loro sonno. Per lo studio MEAL[55] i ricercatori hanno raccolto dati su 1314 uomini e donne di Catania, una delle maggiori città della Sicilia.

I ricercatori hanno annotato scrupolosamente le abitudini alimentari dei partecipanti e li hanno divisi in quattro gruppi a seconda del «coefficiente mediterraneo». È anche stato loro chiesto di sottoporsi al Pittsburgh Sleep Quality Index, una versione più dettagliata del questionario menzionato nel capitolo 3.

Quando i ricercatori hanno analizzato la qualità del sonno, hanno scoperto che chi aveva un coefficiente mediterraneo più elevato aveva maggiori probabilità di dormire bene rispetto a chi aveva riportato valori più bassi. Non solo dormivano meglio, ma la loro efficienza del sonno era maggiore e avevano meno probabilità di trascorrere notti disturbate.

Vale la pena notare che questa affermazione era vera solo per i soggetti normopeso o leggermente sovrappeso. Mangiare bene non consentiva a uomini e donne che soffrivano di obesità (con IMC superiore a 30) di dormire meglio.

Questi dati sono stati confermati da un altro studio[56] che ha analizzato il collegamento tra dieta e sonno per oltre 2000 uomini e donne di mezza età negli Stati Uniti. Anche questa ricerca ha confermato il nesso tra coefficiente mediterraneo e qualità del sonno.

Il problema degli studi osservazionali, come i due che ho appena descritto, è che non si può mai sapere con certezza fino a che punto una buona dieta favorisca un sonno migliore o quanto sia vero il contrario. Come abbiamo visto in precedenza, chi è carente di sonno tende a mangiare più cibo spazzatura.

Per questo ho accolto con piacere uno studio sperimentale della Cornell University di New York,[57] nel corso del quale i ricercatori hanno manipolato la dieta dei soggetti per poi controllare gli effetti sul sonno.

I 26 partecipanti, equamente divisi tra uomini e donne, hanno trascorso cinque notti in una clinica del sonno, collegati a macchinari che monitoravano con precisione il loro riposo. Durante questo periodo, sono stati somministrati loro pasti che contenevano diverse percentuali di grassi, proteine, carboidrati, fibra e zuccheri.

Quando i pasti contenevano più grassi saturi, carboidrati e zuccheri, il sonno era più leggero e frammentato, mentre i pasti ricchi di proteine e fibra favorivano rapidità di addormentamento e sonno profondo.

I motivi per cui la dieta mediterranea migliora il sonno sono molteplici.

1. Gli alimenti su cui è basata, come olio EVO, pesce grasso, legumi e verdure, contengono sostanze antinfiammatorie come acido oleico, acidi grassi omega-3 e polifenoli. Sappiamo che l'infiammazione è alla base dell'artrite e di altre patologie dolorose che turbano il sonno. Inoltre, la neuro-infiammazione (infiammazione del cervello), che diventa più comune con l'avanzare dell'età, contribuisce all'insorgere della demenza e peggiora la qualità del sonno.
2. La dieta mediterranea favorisce lo sviluppo dei batteri «buoni» nell'intestino, che a loro volta producono potenti agenti antinfiammatori in grado di ridurre l'ansia. Dal momento che tra i motivi principali dell'insonnia troviamo agitazione e inquietudine, tutto quello che migliora l'umore fa bene anche al sonno.

L'impatto della dieta mediterranea sull'umore

Sono un grande ammiratore della professoressa Felice Jacka, direttrice del Food & Mood Centre della Deakin University di Melbourne, in Australia, e dei pionieristici studi che svolge con i suoi colleghi sulla relazione tra cibo, cervello, umore e salute mentale.

Seguo il suo lavoro dal 2017, quando ha pubblicato i risultati della sperimentazione SMILES.[58] Si trattava del primo studio interventistico che mirava a scoprire se un'alimentazione più sana fosse in grado di migliorare la depressione. Era un'idea davvero rivoluzionaria, che forse proprio per questo ha faticato a trovare terreno fertile.

Col senno di poi, è incredibile che gli scienziati ci abbiano messo così tanto tempo a realizzare un esperimento simile. Inizialmente, Felice voleva reclutare 180 persone che soffrivano di depressione moderata o grave per la sperimentazione SMILES, ma, dopo 3 lunghi anni di ricerche, lei e il suo team sono riusciti a trovarne solo 67.

In questi studi, il problema di avere un campione ridotto è che rende molto più difficile provare le eventuali conseguenze degli interventi. Felice sapeva che l'impatto della dieta avrebbe dovuto essere significativo perché i risultati fossero presi sul serio.

Dopo aver individuato i 67 soggetti, il team ne ha scelti casualmente 33 e li ha affidati a dietologi che hanno prescritto loro una dieta chiamata «ModiMed», mentre i restanti 34 hanno seguito incontri di «supporto sociale».

Chi seguiva la dieta ModiMed è stato incoraggiato a mangiare più cereali integrali, verdura, frutta, legumi e frutta secca senza sale, oltre a uova e latticini. Mangiavano tre cucchiai di olio al giorno, e pesce e pollo almeno due volte alla settimana. È stato consigliato loro di mangiare quantità moderate di carne rossa magra, come manzo o agnello, tre o quattro volte alla settimana. Questo era probabilmente dovuto al fatto che le ricerche di Felice avevano mostrato un collegamento tra carne rossa e umore, forse a causa del contenuto di ferro e vitamina B12.[59]

Ai partecipanti è stato chiesto di ridurre l'assunzione di cibi poco sani, come dolci, cereali raffinati, cibi fritti, fast food, carni processate e bibite zuccherate.

Data la mole di lavoro preliminare (la ricerca dei volontari e la meticolosa preparazione della dieta), Felicia era preoccupata di un eventuale fallimento, per cui è stata molto contenta quando i risultati finali hanno superato anche le sue previsioni più rosee.

In quasi un terzo dei casi, i pazienti seguiti dai dietologi hanno riportato miglioramenti tali da non rientrare più nella diagnosi di depressione, un risultato quattro volte migliore rispetto al gruppo seguito dal supporto sociale.

Il gruppo della dieta ModiMed ha riportato anche notevoli miglioramenti per quanto riguarda l'ansia. I risultati più significativi sono stati conseguiti da chi ha apportato maggiori modifiche alla dieta, il che suggerisce che l'alimentazione abbia giocato un ruolo decisivo.

In seguito, uno dei partecipanti, che aveva già provato a curarsi senza successo con farmaci e psicoterapia, ha detto alla professoressa: «Questo programma per me era l'ultima spiaggia, ma sarò per sempre grato per i suoi risultati».

Un altro paziente, che soffriva di gravi episodi di depressione, le ha scritto per dirle che prendere parte allo studio non aveva migliorato solo la sua salute mentale, ma anche la qualità del sonno.

Questi risultati sono notevoli e rincuoranti, specialmente per chi sa quanto sia difficile curare la depressione con i metodi tradizionali.

Ciò che è ancor più incoraggiante è che altri studi simili su campioni più estesi, come la sperimentazione HELFIMED, sono giunti a conclusioni analoghe.[60]

Forse qualcuno di voi penserà: «Va bene per chi ha soldi a sufficienza, ma mangiare sano è molto costoso e quindi non è un'opzione praticabile da chi ha un budget più risicato», ma, a dirla tutta, mangiare sano può essere più economico che mangiare male. I ricercatori della sperimentazione SMILES hanno condotto un'analisi dettagliata, rilevando che il costo medio della dieta da loro consigliata era pari a 112 dollari australiani alla settimana, una somma molto più bassa dei 138 dollari australiani che i partecipanti spendevano in media prima di cominciare l'esperimento.

Il trucco per una dieta mediterranea a buon mercato è scegliere prodotti in scatola e surgelati, che sono altrettanto nutrienti, e frutta e verdura di stagione. I legumi ricchi di fibra come lenticchie, fagioli e ceci sono un'aggiunta economica e nutriente ai pasti.

Come mai mangiare più sano influisce sull'umore dei pazienti? Felice ritiene che un motivo potrebbe essere il fatto che la dieta mediterranea riduce infiammazione e stress ossidativo, poiché contiene molti antiossidanti che aiutano a eliminare i radicali liberi, impedendo loro di danneggiare i neuroni.

Un altro motivo potrebbe essere l'effetto sul microbioma, che la professoressa Jacka e il suo team stanno studiando con attenzione. Se volete saperne di più sull'argomento, vi consiglio di leggere il suo libro, *Brain Changer*.

Microbioma, stress e sonno

La massa dei microbi che popolano il nostro intestino pesa in totale tra uno e due chili. I 100 trilioni di batteri che vivono laggiù formano il microbioma intestinale, e il numero di quelli che vivono nell'intestino crasso è pari a quello delle cellule del corpo. Questo significa che ognuno di noi è per il 50% essere umano e per il 50% microbo. La proporzione umano-microbo è così accuratamente bilanciata che un recente studio ha calcolato che ogni volta che facciamo la cacca (le feci sono composte per il 75% da batteri morti) diventiamo momentaneamente più umani.[61]

Il microbioma intestinale è composto perlopiù da batteri,

ma anche da funghi, virus e semplici e primitivi organismi chiamati protozoi. A dirla tutta, nell'intestino ci sono almeno mille diverse specie di microbi che lottano, si riproducono e competono. Presi collettivamente formano un ecosistema meravigliosamente complicato che mi piace chiamare «giardino intestinale» o «foresta pluviale interiore».

Nel complesso, siamo in buoni rapporti con il nostro microbioma, il che non è una sorpresa, dato che ci siamo evoluti insieme nel corso di milioni di anni; noi forniamo ai microbi una casa e loro ci mantengono in salute. In passato, si riteneva che i loro compiti fossero piuttosto semplici: proteggere l'intestino dagli intrusi, sintetizzare vitamine non prodotte dal corpo (come la vitamina K), ingurgitare la fibra che il corpo non è in grado di digerire e produrre olezzi tremendi. I gas intestinali, meglio noti come scorregge, sono il prodotto dell'attività dei microbi.

Oggi, invece, sappiamo che il microbioma si occupa anche di:

- Influenzare il peso corporeo regolando la fame e decidendo quanta energia il corpo estrae dagli alimenti ingeriti. Il microbioma può farci ingrassare? Certo che sì.
- Insegnare al sistema immunitario come comportarsi. Se l'intestino non contiene il giusto tipo di microbi, corriamo un rischio molto più elevato di contrarre malattie allergiche e autoimmuni, dall'asma alla sclerosi multipla.
- Agire sull'umore e sul sonno. Questo aspetto è talmente importante che esiste una disciplina che si occupa di valutare l'influenza che le creature nell'intestino hanno sul cervello: la «psicobiotica».

Ma come fanno dei minuscoli microbi che vivono nel colon, la parte più recondita dell'intestino, a fare tutte queste cose? Be', forse non hanno denti e artigli (e nemmeno braccia e gambe), ma queste creature sono eccellenti chimici. Alcuni di loro sanno processare le componenti del cibo che il corpo non è in grado di digerire, come la fibra, per convertirle in ormoni che influenzano l'umore; alcuni esempi sono la dopamina, la serotonina e il GABA, un neurotrasmettitore che agisce in modo simile al farmaco ansiolitico Valium.

Altri microbi, invece, trasformano la fibra in una sostanza chimica chiamata «butirrato», che è molto efficace nel placare le infiammazioni. L'infiammazione cronica è alla base di un'ampia serie di malattie, come tumori e patologie cardiache. Oltre a ridurre l'infiammazione, il butirrato contribuisce al mantenimento della mucosa intestinale, la barriera che impedisce ai batteri e alle tossine di entrare in circolo nel sangue. Le ricette proposte in questo libro contengono cibi che migliorano i livelli di butirrato.

Ne consegue che uno dei segreti per vivere a lungo e restare in salute è coltivare un'ampia flora di aiutanti nell'intestino. Il microbioma dovrebbe essere come una foresta pluviale, un insieme variegato e rigoglioso di diverse creature.

L'importanza della diversità

Una maggiore diversità equivale a una flora intestinale più resistente ed efficace, in cui la competizione è più intensa e nessuna specie domina sulle altre. Microbi più vari hanno anche diverse abilità chimiche: i microbi-pompieri sono in grado di placare le infiammazioni, i microbi-costruttori aiutano a riparare la mucosa intestinale e i microbi-farmacisti producono sostanze che ci fanno dormire meglio.

Viceversa, sappiamo che un microbioma meno vario è associato a un'ampia serie di patologie croniche e a un maggiore rischio di obesità, infiammazione, diabete di tipo 2, tumore al colon-retto e allergie.

Purtroppo, la varietà del microbioma tende a calare con l'avanzare dell'età. Questo è dovuto in parte al fatto che gli anziani mangiano una gamma più ristretta di cibi e che ricorrono più spesso agli alimenti «pronti», che sono maggiormente processati. Uno dei problemi dei cibi ultra-processati è che spesso contengono emulsionanti, il cui scopo è estendere la data di scadenza, ma che risultano sgraditi ai nostri microbi.

In genere, quando si raggiunge la sessantina, i microbi «buoni» come *Lactobacillus* e *Bifidobacterium* hanno ormai iniziato a perdere terreno rispetto a quelli che favoriscono l'infiammazione, detti anche «opportunisti». Si chiamano così perché non perdono mai l'occasione di scatenare un'infezione quando ne hanno la possibilità. Inoltre, gli anziani assumono una maggiore quantità di farmaci, che possono essere molto nocivi per il microbioma, e svolgono meno attività fisica, il che influisce negativamente sulla sua varietà.

Ci sono molte prove che dimostrano che chi si prende cura della propria flora intestinale fino a un'età avanzata sviluppa meno patologie croniche e dorme meglio.

Se volete saperne di più sulla varietà della vostra flora intestinale, è possibile svolgere un apposito esame delle feci. Esistono diversi progetti, come British Gut e American Gut, che si occupano di sequenziare il microbioma ed elaborare un report dei risultati a costi molto contenuti.

Il processo è semplice. Si paga il servizio sui rispettivi siti e si ricevono a casa una provetta di plastica, una spatola e le istruzioni su come raccogliere un campione di feci. Si impacchetta il tutto, lo si spedisce e si attendono i risultati. L'intero processo dura almeno due mesi.

Ho svolto il test qualche tempo fa, e i risultati sono stati interessanti. A quanto pare, il mio indice di Simpson (la misura della diversità del bioma) è pari a 7,99 e rientra quindi nel 30% dei «microbiomi più diversificati» tra chi si è sottoposto al medesimo test. Non male, ma c'è ancora margine di miglioramento.

Qual è il collegamento tra diversità del microbioma e sonno?

In uno studio pubblicato nell'ottobre del 2019,[62] i ricercatori della Nova Southeastern University, in Florida, hanno chiesto a un gruppo di soggetti maschi di indossare braccialetti per il monitoraggio dell'attività e hanno analizzato i loro schemi di sonno per un mese. Inoltre, hanno esaminato le feci di tutti i partecipanti.

I risultati hanno mostrato un chiaro collegamento tra diversità del microbioma e qualità del sonno, in termini di durata, efficienza e tempo trascorso svegli.

Oltre a confermare l'importanza della diversità, i ricercatori hanno identificato alcune specie di microbi presenti in maggiore quantità nei soggetti che dormivano meglio. Tra queste c'erano *Bacteroidetes* e *Corynebacterium*, responsabili rispettivamente della produzione di GABA e serotonina, due neurotrasmettitori legati al sonno.

Un altro dato interessante è che il sangue dei soggetti con un microbioma più vario presentava anche maggiori livelli di interleuchina 6, una citochina che ricopre un ruolo importante nella regolazione del sistema immunitario ed è in grado di influire su sonno e memoria.

In un esperimento condotto nel 2009,[63] alcuni ricercatori tedeschi hanno chiesto a un gruppo di giovani uomini in salute di trascorrere due notti in una clinica del sonno. Prima di coricarsi dovevano leggere un breve racconto, e poi era somministrato loro per via nasale un fluido che conteneva interleuchina 6 o un placebo innocuo. Al mattino, i partecipanti dovevano scrivere il maggior numero possibile di parole che ricordavano dal racconto della sera precedente. Inalare l'interleuchina 6 consentiva di ottenere risultati migliori rispetto al placebo: chi lo faceva dormiva più profondamente ed era in grado di ricordare più parole.

Ciò che queste ricerche suggeriscono è che potenziare i batteri «buoni» del microbioma ha effetti positivi sul corpo e sul cervello, oltre a migliorare notevolmente la qualità del sonno. Una vittoria su tutta la linea. Da dove si parte per farlo? Potreste iniziare con l'assumere più prebiotici e probiotici.

Prebiotici

I prebiotici sono un tipo di fibra vegetale non digeribile e agiscono come una sorta di fertilizzante, incoraggiando la crescita dei batteri «buoni» nell'intestino. Nonostante molte verdure siano ricche di fibra, non tutte sono classificate come prebiotici, perché non contengono quella che favorisce la crescita del microbioma. Ecco alcuni dei migliori prebiotici.

Fagioli e lenticchie

Fagioli e lenticchie occupano un ruolo di primo piano nella dieta mediterranea tradizionale. Oltre a essere un'ottima fonte di fibra prebiotica, sono ricchi di vitamina B, che favorisce il sonno, e di proteine, che li rendono una valida alternativa alla carne. Possono essere usati in zuppe e stufati, con o senza carne, e sono deliziosi con il curry. L'hummus, che è possibile produrre in casa con i ceci in scatola, è una salsa gustosa che può essere mangiata con verdure tagliate a bastoncino. Questi legumi sono in cima alla mia lista dei cibi che promuovono il sonno. Per altre idee su come gustarli, consultate la sezione delle ricette.

Cipolle, porri e aglio

Le piante del genere *Allium* sono ricche di antiossidanti e altre sostanze nutritive, nonché un'ottima fonte di inulina. Io le adoro e le uso regolarmente in cucina, le nostre ricette ne sono piene. Una delle mie preferite è il *sofrito*, una salsa tipica della cucina spagnola composta da aglio, cipolla, peperoni e pomodori in olio EVO. È deliziosa abbinata al pollo, al pesce o ai gamberi.

Cicoria e radicchio

Anche la cicoria e il radicchio, ingredienti tipici delle insalate, contengono prebiotici. La radice di cicoria è particolarmente ricca di inulina, per questo abbonda di fibra (vedi ricetta a pagina 197), e può essere usata come sostituto del caffè privo di caffeina.

Topinambur

L'inulina rappresenta oltre il 70% del contenuto di fibra del topinambur, che è quindi una delle maggiori fonti di questo particolare prebiotico. Attenzione però, gli alti livelli di carboidrati non digeribili potrebbero essere fonte di flatulenza. Se non siete abituati a mangiare verdure o soffrite di sindrome del colon irritabile, fareste meglio a evitare questo alimento. In caso contrario, tra le ricette proposte troverete una vellutata di topinambur (pagina 189) e uno stufato di manzo e topinambur (pagina 227).

Cereali integrali

I cereali sono una parte fondamentale della dieta mediterranea. Anche se gli oppositori dei carboidrati li guardano con sospetto, i cereali integrali sono zeppi della fibra adorata dai batteri buoni. Il problema dei cereali più diffusi, come frumento e riso, è che gran parte della fibra e delle altre sostanze nutritive viene rimossa nel processo di raffinazione. Invece di mangiare riso bianco, mangiate quello integrale e provate ad aggiungere qualche altro cereale per fare felice il microbioma.

Avena

Il formato più diffuso per consumare l'avena è il porridge. Nonostante ne vada ghiotto (da noi si prepara con aggiunta di crusca di frumento e noci tostate), consiglio di evitare i preparati istantanei ultra-processati. È possibile preparare il porridge sui fornelli o nel microonde in pochi minuti (ricette alle pagine 180-181).

Orzo

L'orzo è un cereale antico e molto gustoso, che sa leggermente di nocciola. È ottimo in zuppe e minestre. Si tratta di un buon prebiotico perché, come l'avena, ha un alto contenuto di beta-glucani. I beta-glucani sono fibre solubili in grado di potenziare il bioma e migliorare i livelli di colesterolo, poiché si legano a esso e impediscono che venga assorbito nell'intestino.

Semi di lino

Ecco un altro prebiotico che fa molto bene. Si tratta di semi con un lieve sapore di nocciola, che possono essere aggiunti al porridge del mattino oppure tostati e uniti a un'insalata per darle un po' di croccantezza. Sono ricchi di fibra insolubile, quindi, oltre a nutrire il microbioma, dovrebbero aiutare la regolarità intestinale.

Frutta

Mele e pere sono molto ricche di fibra gradita al microbioma, in particolar modo se consumate con la buccia. Una mela di medie dimensioni (con la buccia) contiene 4 grammi di fibra, una pera con le stesse caratteristiche ne contiene 5 grammi.

Le mele mi piacciono cotte e accompagnate da yogurt, oppure preparate a dadini in forno con una spolverata di cannella. Non le peliamo mai, nemmeno per preparare un crumble.

Anche fragole, more e lamponi sono sorprendentemente ricche di fibra e povere di zuccheri. Rappresentano un'eccellente fonte di vitamina C e contengono discrete quantità di acido folico (vitamina B9).

Alghe

Viscide, gelatinose e con un chiaro sapore di oceano; le alghe richiedono spesso un gusto acquisito per essere apprezzate. Quelle che forse avrete consumato più spesso sono le alghe *nori*, impiegate nella preparazione del sushi. Altre tipologie sono le *dulse*, delle quali si dice che sappiano di bacon se consumate fritte (non è vero) e le *kelp*, usate come alternativa senza glutine ai noodles. Le alghe sono ottimi prebiotici, sono ricche di vitamine, minerali e fibra, e probabilmente costituiscono la miglior fonte in assoluto di acidi grassi omega-3. Se solo fossero un po' più buone...

Cacao

Ho una vera dipendenza dal cioccolato e, se ne ho la possibilità, ne mangio tavolette intere. Il cioccolato al latte, pieno di grassi e zuccheri, è chiaramente poco sano, ma le proprietà del cacao potrebbero sorprendervi. La polvere di cacao non dolcificata contiene oltre il 30% di fibra, ed è un'ottima fonte di flavonoidi e polifenoli, entrambe sostanze gradite ai batteri intestinali.

Integratori di prebiotici

Di norma sono molto scettico sui benefici di pastiglie di vitamine, capsule di olio di pesce o integratori in generale. Tuttavia, qualche anno fa, durante le riprese di un documentario sul sonno, ho provato un prodotto chiamato Bimuno, un integratore di fibra che contiene galatto-oligosaccaridi (GOS). Ci sono diverse prove a sostegno del fatto che la regolare assunzione di queste sostanze aumenti il livello dei batteri «buoni», come il *Bifidobacterium*. Il prodotto serve principalmente a risolvere problemi intestinali, ma, sotto la supervisione del professor Phil Burnet, un neuroscienziato della Oxford University specializzato nello studio degli effetti di flora intestinale e prebiotici sulle funzioni cerebrali, ho deciso di vedere se avrebbe influito sulla qualità del mio sonno.

Phil mi ha fornito uno speciale dispositivo per monitorare il sonno, che ho indossato per una settimana. Dopo di che, ho preso la polvere Bimuno per un paio di settimane (si deve aggiungere a una tazza di tè o latte). Al termine del mio piccolo esperimento, ho restituito il dispositivo a Phil e l'ho incontrato per discutere dei risultati.

Nonostante il mio scetticismo, c'è stata qualche differenza. Avevo notato che la qualità del sonno era migliorata a partire da qualche giorno dopo l'inizio dell'assunzione, e che la mia normale inquietudine era riapparsa qualche giorno dopo aver smesso di prendere il prodotto. Le mie sensazioni sono state confermate dal dispositivo.

Phil ha detto: «Se prendiamo in esame i giorni precedenti all'assunzione dell'integratore, vediamo che trascorrevi il 79% del tempo a letto dormendo e il 21% sveglio». In altre parole, l'efficienza del mio sonno era pari a un misero 79%.

«Cinque giorni dopo aver iniziato a prendere l'integratore, però», ha continuato Phil, «la tua efficienza del sonno è schizzata al 92%, un risultato impressionante. Sono solo perplesso da questa giornata.» Ha indicato il grafico. «Qui l'efficienza del sonno è precipitata: ricordi cosa stavi facendo?»

«Sono uscito a bere qualcosa», ho confessato. «Mi sono chiesto se te ne saresti accorto.»

Simili polveri sono l'unico modo per raggiungere livelli decenti di GOS? Secondo Phil, è possibile ottenere risultati simili mangiando lenticchie, ceci, fagioli di Lima e anacardi, ma l'integratore consente di velocizzare i tempi perché contiene dosi più elevate.

Quando il documentario è uscito in Gran Bretagna, c'è stata un'impennata nelle vendite dei prodotti Bimuno. Ogni tanto qualcuno mi ferma ancora per strada per dirmi che ha iniziato ad assumere questi integratori dopo aver visto il programma e che da allora dorme meglio. Altri, tuttavia, dicono che il prodotto provoca flatulenza, e può sicuramente provocare infiammazione per chi soffre di sindrome del colon irritabile.

Probiotici

Nutrire il microbioma con i prebiotici è importante, ma altrettanto importante è assicurarsi che la composizione della flora intestinale sia equilibrata. Qui entrano in gioco i probiotici, batteri o lieviti vivi che introduciamo nell'intestino sperando che mettano radici e arricchiscano il microbioma. Anche i probiotici sono disponibili in capsule e integratori, ma, come ho già affermato, preferisco occuparmi dei miei batteri «buoni» tramite il cibo.

Yogurt

Lo yogurt è una parte fondante della dieta mediterranea, nonché un'ottima fonte del probiotico *Lactobacillus*. A me piace lo yogurt greco naturale intero, che mangio con aggiunta di frutta, cannella, semi di lino o frutta secca.

Formaggio

Come per il latte e lo yogurt, preferisco mangiare formaggi non trattati e con tutti i grassi al loro posto. Non credo che il formaggio faccia venire gli incubi, ma non consiglio di mangiarlo appena prima di coricarsi. Non tutti i formaggi contengono batteri vivi, questo vale soprattutto per i prodotti processati. Tra i formaggi che contengono più batteri «buoni» ci sono gouda, mozzarella, cheddar e fiocchi di latte, oltre ai «formaggi blu», come il roquefort.

Cibi fermentati

Ci sono moltissimi tipi di alimenti fermentati, dalle verdure al pesce, ma se non li conoscete consiglio di iniziare da quelli più comuni, come i crauti o il *kimchi*, che sono particolarmente buoni se preparati in casa. Clare ha spiegato come farli ne *La dieta del microbioma*, e in questo libro abbiamo incluso un paio di nuove ricette (vedi pagina 261).

Anche se un microbioma più vario sembra aiutare il sonno, non ci sono molte ricerche relative all'impatto dei probiotici. Ho trovato uno studio condotto in Giappone[64] secondo cui i figli delle donne che mangiano cibi fermentati quando sono incinte hanno maggiori probabilità di dormire meglio durante il primo anno di vita (i bambini ereditano il microbioma della madre), ma, a meno che non abbiate familiarità con essi, farei attenzione a consumare cibi fermentati durante la gravidanza. Qualcuno mi ha detto che aiutano il sonno, altri che lo disturbano.

Integratori di probiotici

Nemmeno gli studi sull'impatto degli integratori di probiotici sul sonno sono molto diffusi. Ne ho trovato uno pubblicato nel marzo del 2019 da neuroscienziati dell'Università di Verona.[65] A 38 studenti e studentesse è stato chiesto di consumare un integratore di probiotici contenente quattro diversi tipi di batteri (*Lactobacillus fermentum*, *L. rhamnosus*, *L. plantarum* e *Bifi-*

dobacterium longum) o un placebo al giorno per sei settimane. Nessuno sapeva se stava assumendo l'integratore o il placebo.

Gli studenti hanno dovuto rispondere a questionari che determinavano l'umore e la qualità del sonno all'inizio, durante e alla fine dell'esperimento.

A differenza di quelli che avevano assunto il placebo, chi aveva preso i probiotici ha riportato lievi miglioramenti in entrambi i campi.

RACCOMANDAZIONI PER CHI SOFFRE DI SINDROME DEL COLON IRRITABILE, PROBLEMI INTESTINALI O IMMUNODEPRESSIONE

Prima ho affermato che qualcuno può avere bisogno di più tempo per coltivare un microbioma fiorente, e chi non è abituato a mangiare fibra potrebbe soffrire di flatulenza, gonfiore e forse anche di diarrea. Questi sintomi di solito passano; assicuratevi di aumentare gradualmente l'assunzione di fibra. Tuttavia, chi soffre di sindrome del colon irritabile dovrebbe procedere con cautela o evitare di assumere troppa fibra o cibi fermentati. Se siete immunodepressi, consultate il vostro medico prima di apportare qualsiasi cambiamento alla dieta.

Alimentazione con limiti orari (TRE)

Nel capitolo precedente ho suggerito di sperimentare questa forma di digiuno intermittente che prevede di anticipare l'orario della cena e ritardare quello della colazione. Un regime TRE può fare miracoli per la qualità del sonno.

Nel corso di un recente studio del Salk Institute,[66] soggetti volontari sovrappeso che hanno limitato l'assunzione di cibo a una finestra di 10 ore (14:10) hanno perso in media 3,3 chili nel giro di dodici settimane. Hanno anche registrato un importante calo del girovita, dei livelli di glicemia, della pressione sanguigna e dei livelli di colesterolo «cattivo». Non meno importante, la maggior parte di loro ha segnalato di dormire meglio e con meno interruzioni.

Abituarsi a un regime TRE può richiedere tempo, ma quasi tutti riescono a farlo. Suggerisco di iniziare provando a non mangiare per 12 ore (12:12), e di provare poi a estendere il digiuno notturno a 14 ore (14:10).

Riassumendo

- Modificare la dieta e gli orari di alimentazione può aiutarci a dormire meglio.
- Cercate di non mangiare per 3 ore prima di coricarvi.
- Provate a prolungare il digiuno notturno prima a 12 e poi a 14 ore.
- Riducete l'assunzione di zuccheri, dolci e bevande zuccherate, in particolar modo se industriali. Sono causa di sonno frammentato.
- Aumentate l'assunzione di fibra passando al riso integrale e introducendo nella vostra dieta cibi come quinoa, bulgur, segale integrale, orzo integrale, riso selvatico, grano saraceno, lenticchie e fagioli.
- Il porridge di avena è ottimo per la colazione, a patto che non sia un preparato industriale.

- Lo yogurt intero è un'ottima fonte di probiotici. Aggiungete more, fragole, mirtilli o frutta secca per variarne il sapore.
- Se dovete fare uno spuntino, mangiate della frutta secca. È un'ottima fonte di proteine e fibra, che dovrebbero favorire un sonno più profondo. Cercate però di evitare i prodotti salati o zuccherati.
- Mangiate pesce grasso come salmone, tonno e sgombro, ricco di acidi grassi omega-3, due o tre volte alla settimana. Un esperimento condotto su carcerati statunitensi ha mostrato che questi cibi possono migliorare il sonno.
- I frutti migliori per il microbioma sono frutti di bosco, pere e mele.
- Se proprio dovete bere dell'alcol, fatelo a cena. Cercate di non bere più di un bicchiere al giorno e limitatevi al vino rosso, che secondo gli studi è meno nocivo di quello bianco.

CAPITOLO 6
IL PROGRAMMA FAST ASLEEP

Finora ci siamo occupati delle ultime scoperte scientifiche e abbiamo identificato alcuni fattori che ci impediscono di addormentarci e dormire, oltre ad avere appreso come migliorare l'igiene del sonno. Ora riunirò tutte queste informazioni in un programma di quattro settimane. Se lo seguirete, presto il vostro umore migliorerà, così come l'energia e la lucidità mentale.

La prima decisione da prendere riguarda la terapia di limitazione del sonno (SRT), la parte di programma che ho presentato nel capitolo 4.

La SRT è molto efficace, ma è una sfida. Inizialmente potreste sentirvi più assonnati e irritabili durante il giorno, per cui è necessario fare attenzione se dovete guidare o azionare macchinari. Inoltre, restare svegli fino a tardi quando vorreste solo dormire è piuttosto noioso. La buona notizia è che tutto questo dura poco e funziona davvero.

Nota: se pensate di soffrire di un grave problema di salute o di un disturbo del sonno come l'apnea notturna, consultate il medico prima di intraprendere un programma come questo. La SRT non dovrebbe essere seguita da donne incinte o bambini piccoli.

Prima di iniziare

Come disse il presidente degli Stati Uniti Abraham Lincoln: «Datemi sei ore per abbattere un albero e trascorrerò le prime quattro ad affilare la lama dell'ascia». Ecco un elenco di attività consigliate prima di intraprendere il programma.

Tenere un diario del sonno

Di seguito trovate un esempio di diario del sonno. Potete scaricarne e stamparne uno simile dal mio sito, fast-asleep.com. Compilatelo per una settimana prima di iniziare il programma e ogni settimana durante il suo svolgimento.

Lo scopo del diario è valutare come dormite e aiutarvi a calcolare l'efficienza del sonno, ovvero la quantità di tempo che passate a letto dormendo. Vi ricordo che se state a letto 8 ore ma ne dormite solo 6, l'efficienza del sonno è pari a 6/8 = 0,75 (o 75%), un valore decisamente basso.

Al termine del programma, lo scopo è di arrivare all'85%; il 100% non è un valore realistico, perché tutti hanno bisogno di un po' di tempo per assopirsi. Se vi addormentate non appena toccate il materasso, mi preoccuperei di un'eccessiva carenza di sonno.

Se non riuscite a raggiungere l'85%, non preoccupatevi. Un'efficienza del sonno dell'80% è perfettamente accettabile, in particolar modo negli anziani.

Diario del sonno
(da compilare la mattina dopo essersi svegliati)

Giorno	Lu	Ma	Me	Gio	Ve	Sa	Do
Prima di andare a letto							
Ora dell'ultimo pasto o bevanda							
Ora dell'ultima tazza di tè o caffè							

Giorno	Lu	Ma	Me	Gio	Ve	Sa	Do
Numero di bevande alcoliche consumate							
Durante la notte							
A che ora ti sei coricato?							
Hai fatto fatica a addormentarti?							
Ti sei svegliato di notte?							
Se sì, quante volte?							
Per quanto tempo?							
A che ora ti sei alzato?							
Stima delle ore di sonno							
Calcolo dell'efficienza del sonno							
Valuta il sonno da 1 a 5							
Quanto sei stanco, da 1 a 5?							
La giornata di ieri							
Ti sei addormentato senza volerlo?							
Quanti caffè hai bevuto?							
Hai avuto un calo pomeridiano?							
Eri irritabile?							
Hai fatto attività fisica?							

Giorno	Lu	Ma	Me	Gio	Ve	Sa	Do
Cibo e bevande							
Stai consumando più cibi ricchi di fibre?							
Stai consumando più cibi fermentati?							

Come stimare la durata del sonno: se usate un braccialetto per il monitoraggio dell'attività, se ne occuperà lui. Quello che uso io rende questa fase molto meno stressante e rileva anche il battito cardiaco, risultando più accurato dei dispositivi che registrano solo il movimento. Se non ne avete uno, annotate l'ora in cui siete andati a letto, quella in cui vi siete svegliati, e sottraete il tempo per cui siete rimasti svegli di notte. In altre parole, se vi coricate alle 23, vi alzate alle 7 e rimanete svegli per 2 ore di notte, avete dormito per 8 ore meno 2, quindi per 6 ore.

Come calcolare l'efficienza del sonno: calcolate i minuti in cui avete dormito e divideteli per il tempo che avete trascorso a letto, sempre in minuti. Nell'esempio precedente, il calcolo sarebbe 360/480 = 75%. Ricordate, l'obiettivo è sempre l'85%.

Acquistare prodotti per il sonno

Se avete intenzione di provare alcuni degli integratori che abbiamo menzionato, ordinateli in anticipo, perché ci metteranno un po' ad arrivare.

Le *light box* sono disponibili sia nei negozi sia online, ma assicuratevi di acquistarne una con un'intensità di almeno 10.000 lux e recensioni positive.

Misurare peso, girovita e livello di glicemia

Credo che misurare gli effetti che dormire meglio ha sulla salute e sul livello di energia sia un buono stimolo. Probabilmente, quando il sonno migliorerà, avvertirete meno attacchi di fame improvvisa e perderete centimetri al collo e al girovita. Perché allora non misurarli con un metro a nastro?

La vita si misura all'altezza dell'ombelico, non dei fianchi. Questo valore è importante perché è una misura indiretta del grasso addominale e uno dei migliori indicatori della salute futura. Idealmente, il valore dovrebbe essere meno della metà dell'altezza (per esempio, se siete alti 180 cm il girovita dovrebbe essere inferiore a 90 cm).

Un eccessivo accumulo di grasso intorno al collo non va bene perché può influire sulla respirazione e favorire russamento e apnea del sonno. Per gli uomini, la circonferenza del collo dovrebbe essere inferiore a 43 cm, per le donne a 40. Perdere 2 cm o più intorno al collo può fare davvero la differenza in termini di sonno e qualità della vita.

Consiglio anche di misurare il livello di glicemia, perché dormire male ha un effetto negativo sugli zuccheri nel sangue. La carenza di sonno aumenta il livello di cortisolo, l'ormone dello stress, che scombussola il livello di glicemia, ma agisce anche su leptina e grelina, gli ormoni che regolano la fame e che vi spingeranno a mangiare troppo.

In Gran Bretagna, circa un adulto su tre soffre di prediabete (un livello di zuccheri nel sangue elevato, ma non ancora in fascia di diabete), e la maggior parte di loro non lo sa. L'insonnia cronica aumenta il rischio di prediabete e di diabete di tipo 2, soprattutto per chi ha meno di 40 anni.

L'unico modo per sapere se il livello di zuccheri nel sangue è normale è misurarlo. Potete rivolgervi al vostro medico, oppure farlo da soli con un kit per il monitoraggio della glicemia, disponibile online o in farmacia a prezzi contenuti.

È probabile che dormire meglio apporti benefici sia per quanto riguarda il livello di glicemia sia per la pressione sanguigna.

SONO SOVRAPPESO, DEVO DARE LA PRIORITÀ A DORMIRE MEGLIO O A DIMAGRIRE?

Se siete significativamente sovrappeso, potreste nutrire dubbi sulle priorità da seguire. Il peso o la qualità del sonno? Potete occuparvi di entrambe le cose allo stesso tempo. Dimagrire vi aiuterà a dormire meglio, e dormire meglio faciliterà la perdita di centimetri intorno alla vita e al collo. Non è facile, ma è possibile.

La buona notizia è che le ricette contenute in questo libro, basate su una dieta mediterranea con ridotto apporto di carboidrati (di cui abbiamo parlato nel capitolo 5), non sono solo utili per dormire meglio, ma sono in grado di farvi sentire sazi più a lungo, il che vi consentirà di perdere peso e non riacquistarlo.

Molte persone mi hanno detto che l'alimentazione con limiti orari (TRE), il regime che ho approfondito nel mio libro *800 calorie*, le ha aiutate a dimagrire e a dormire meglio. Se fossi in voi, ci proverei.

Cucinare e fermentare!

Nutrire il microbioma consumando più cibi ricchi di fibre e fermentati è una parte fondamentale del programma, quindi date un'occhiata alle ricette e scegliete quelle da provare nelle prossime settimane. Se la vostra dieta attuale non è ricca di fibre vi consiglio di introdurre questi cibi gradualmente, altrimenti potrebbe verificarsi un accumulo di gas intestinale.

È possibile acquistare cibi fermentati, ma produrre i crauti in casa è piuttosto facile e molto soddisfacente. L'unico svantaggio è che richiede più tempo. (Per saperne di più, andate a pagina 261.)

Riordinare la camera da letto

Come ho già affermato, le uniche attività da svolgere in camera da letto sono dormire e fare sesso, quindi:

- Se c'è un televisore, rimuovetelo.
- Sostituite le lampade troppo intense con altre che producono luce tenue e diffusa.
- Se vi piace addormentarvi ascoltando musica o rumore bianco, impostate il necessario per la riproduzione.

Controllare il materasso

La regola generale dice di cambiare il materasso dopo un periodo compreso tra 7 e 10 anni, ma l'aspettativa di vita di un materasso cambia considerevolmente a seconda della sua qualità e di quanto è stato abusato. La prima cosa da controllare è l'eventuale presenza di affossamenti; rimuovete le lenzuola e controllate se ci sono rientranze evidenti. In alcuni casi è possibile impiegare un *topper*, un «correttore», che si distende sopra il materasso, per migliorare elasticità e resistenza senza dover cambiare tutto.

Qual è il cuscino migliore?

In teoria, i cuscini andrebbero cambiati ogni paio d'anni. Per capire se è ora di acquistarne uno nuovo, provate a piegarlo a metà e a vedere se si riapre di colpo. Se non lo fa, probabilmente non è in grado di fornire supporto sufficiente a testa e collo.

Se decidete di sostituirlo, quale dovreste acquistare? Secondo la National Sleep Foundation (NSF), dipende da come dormite.

Chi dorme sulla schiena troverà più comodi cuscini più sottili che limitano lo stress sul collo. Chi dorme a pancia in giù, invece, avrà bisogno di un cuscino sottilissimo (o non ne avrà bisogno affatto), per tenere la colonna dorsale dritta e ridurre lo stress alla base della schiena. Per chi dorme sul fianco (la maggior parte di noi) va bene un cuscino normale, anche se potreste prendere in considerazione la possibilità di mettere un secondo cuscino tra le ginocchia o le cosce per mantenere la schiena allineata durante il sonno.

Rimanere nel buio

Per finire, assicuratevi che la stanza sia fresca, buia e silenziosa. Se c'è un orologio spostatelo fuori dal campo visivo. Il telefono dovrebbe essere spento o messo a faccia in giù su una superficie fuori dalla vostra portata. Consiglio anche di installare tende o scuri di buona qualità, in particolar modo se siete turnisti, anche se una mascherina per gli occhi potrebbe risultare più economica.

Detto questo, è ora di fare il gran passo e cominciare. Come ho anticipato, questo programma di quattro settimane è particolarmente utile per chi soffre d'insonnia, ma può aiutare anche chi dorme male di tanto in tanto.

Se la limitazione del sonno non fa per voi, o se la trovate troppo difficile, provate a mantenere perlomeno gli altri elementi del programma: curate l'igiene del sonno, modificate la dieta per potenziare un bioma che favorisca il sonno e fate del vostro meglio per combattere stress e ansia e superare la notte senza preoccupazioni.

Settimana 1

SRT: come funziona

Prima di tutto, bisogna pianificare quante ore trascorrerete a letto nel corso della settimana, ovvero quanto restringerete la finestra di sonno.

Supponiamo che di norma andiate a letto alle 23 e vi alziate alle 7. Anche se restate a letto per 8 ore, tuttavia, il dispositivo mostra che in media ne dormite solo 6. In questo caso, l'efficienza del sonno è pari al 75%, un valore che abbiamo già affermato essere basso.

Dopo aver stabilito che dormite per 6 ore, per una settimana trascorrerete a letto solo 6 ore per notte. Vi alzerete alla stessa ora ogni giorno (nel nostro esempio, alle 7), ma, invece di coricarvi alle 23, lo farete all'1. (In modo analogo, se il valore rilevato dal dispositivo è di sole 5 ore e mezza, trascorrerete a letto 5 ore e mezza coricandovi all'1.30).

Se decidete di seguire un regime SRT, ci sono quattro regole principali:

- Non riducete la permanenza a letto a meno di 5 ore.
- Rispettate il regime con rigorosità.
- Non distendetevi, sonnecchiate o riposate durante il giorno. Incaricate un membro della famiglia di svegliarvi se lo fate.
- Non guidate o azionate macchinari se avvertite forte sonnolenza diurna.

Per quanto tempo devo attenermi al regime?

La SRT può migliorare radicalmente la qualità del sonno in un paio di settimane, oppure potrebbero volerci fino a otto settimane perché faccia effetto. A mano a mano che l'efficienza del sonno migliora, trascorrerete sempre più tempo a letto finché non sentirete di riposare a sufficienza.

Se, come nell'esempio precedente, riducete il tempo trascorso a letto a 6 ore, dopo qualche giorno dovreste accorgervi di restare svegli per meno tempo. State a letto solo 6 ore, ma forse dormite 5 ore; in tal caso la vostra efficienza del sonno è pari a 5/6 = 83%. Dopo aver raggiunto un'efficienza del sonno pari all'85% per diverse notti di fila, potete anticipare l'ora in cui andate a letto di 20 minuti.

Come mai 20 minuti? Perché non 30 o 40? Ci sono diverse opinioni: alcuni esperti affermano che gli incrementi dovrebbero seguire blocchi di 15 minuti, altri che un aumento di mezz'ora è più efficace. 20 minuti è un compromesso tra questi due valori.

Probabilmente ci vorrà una settimana per arrivare all'85%. Se le cose non migliorano, potrebbe essere necessario ridurre la finestra di tempo trascorso a letto. Nel nostro esempio, andrebbe ridotta a 5 ore e 40 minuti, e dovreste quindi andare a letto all'1.20. Se nemmeno questo funziona, potreste accorciare ulteriormente la finestra, ma vi consiglio di consultare un medico, perché potrebbe trattarsi di un problema più complesso. Ricordate, non scendete mai sotto le 5 ore trascorse a letto.

Se al termine della prima settimana avete raggiunto un'efficienza del sonno pari all'85%, invece, prolungherete la finestra della settimana successiva a 6 ore e 20 minuti. Facendo ciò, l'efficienza potrebbe scendere sotto l'85% per un po'; in tal caso, mantenete i nuovi orari finché la situazione non si stabilizzerà di nuovo intorno al valore desiderato. Potrebbe volerci un'altra settimana. Dopo di che, aggiungete altri 20 minuti alla finestra di sonno. Continuate così finché non sentite di dormire a sufficienza e finché la qualità del sonno non è migliorata.

Ve ne accorgerete perché vi sveglierete sentendovi rinfrancati, avvertirete meno sonnolenza durante il giorno e sarete in grado di superare il test del cucchiaio (vedi capitolo 3).

Alla maggior parte delle persone bastano quattro settimane, ma potrebbero volercene fino a otto per chi soffre d'insonnia grave e cronica.

La SRT è dura, specialmente la prima settimana. Con ogni probabilità vi sentirete più stanchi durante il giorno. Sarete di cattivo umore e non vi sentirete molto socievoli. Forse avrete qualche attacco di fame.

È utile dire ad amici, familiari e colleghi ciò che state facendo e il motivo per cui lo fate, così che sappiano perché potreste sembrare più assonnati, smemorati e di malumore del solito. Cercate di non compensare aumentando l'assunzione di caffeina, e non fate sonnellini! Sconsiglio anche di andare al cinema, a teatro o in altri luoghi bui e accoglienti dove è facile assopirsi.

È più facile seguire scrupolosamente questo regime se ci si fa aiutare da un terapeuta che si occupa di terapia cognitivo-comportamentale legata all'insonnia.

Che cosa devo fare tra le 23 e l'1?

Forse qualcuno vorrebbe impiegare il tempo in più a disposizione in attività utili o creative. Per quanto mi riguarda, quando ho provato la SRT non ho fatto nulla di particolarmente produttivo; perlopiù leggevo o guardavo la TV. Come ho affermato in precedenza, sconsiglio di tenere un televisore in camera da letto, ma nel soggiorno va bene. State attenti a non addormentarvi e coricatevi all'ora prevista.

Quali sono le prove a favore?

La limitazione del sonno non è nulla di nuovo. Fu testata per la prima volta come rimedio contro l'insonnia negli anni Ottanta da uno psicologo statunitense chiamato Arthur Spielman. In uno studio ormai classico, pubblicato nel 1987,[67] Spielman radunò 35 soggetti di mezza età che soffrivano d'insonnia cronica da oltre 15 anni, e chiese loro di limitare la finestra dedicata al sonno per una durata massima di otto settimane.

Prima di iniziare, i soggetti trascorrevano in media 8 ore a letto ma, nonostante l'assunzione di sonniferi, dormivano in media per 5 ore e 20 minuti. In altre parole, si rigiravano senza requie per circa 2 ore e 40 minuti ogni notte, e la loro efficienza del sonno era pari a un misero 67%.

Spielman non chiese loro di fare nient'altro che ridurre il tempo trascorso a letto a 5 ore e 40 minuti, aumentandolo a poco a poco col passare delle settimane.

I risultati furono incredibili. Ricordate, si trattava di persone che soffrivano d'insonnia cronica e che assumevano pillole da oltre 15 anni. Entro una settimana iniziarono a dormire meglio. Nel corso dello studio, l'efficienza del sonno passò dal 67 all'87%. Al termine delle otto settimane, i soggetti passavano 90 minuti in meno a letto ogni notte, ma dormivano più a lungo di prima. Quello che trovo più sorprendente è che il tempo trascorso svegli a letto diminuì di quasi 2 ore.

Ancora meglio, a differenza dei farmaci, la terapia di limitazione del sonno apportò benefici a lungo termine senza effetti collaterali. Un monitoraggio eseguito nove mesi più tardi confermò che tutti i soggetti riuscivano a controllare l'insonnia.

L'esperimento di Spielman è stato ripetuto diverse volte, e una recente meta-analisi[68] ha confermato la validità di questa tecnica: ridurre il tempo trascorso a letto consente davvero di resettare il cervello. Si dorme più profondamente, ci si sveglia di meno e ci si sente meglio durante il giorno.

Quali sono i benefici?

Prima di tutto, il sonno migliora molto rapidamente. Le persone che hanno seguito il mio consiglio e hanno provato la SRT dicono di essere stupite dalla rapidità con la quale hanno iniziato a dormire più profondamente, sentendosi quindi di umore migliore. Non si preoccupavano più di non dormire la notte; al contrario, non vedevano l'ora di andare a letto, si addormentavano rapidamente e si svegliavano meno spesso.

La terapia di limitazione del sonno è anche una tecnica efficace per curare la depressione. Una recente revisione di 66 studi[69] che analizzavano l'impatto della SRT su diverse forme di depressione ha riscontrato che circa la metà dei pazienti (in particolare quelli affetti da disturbo bipolare) riportavano benefici, anche se trovavano difficile mantenere il regime. I ricercatori stanno cercando modi per abbinarla alla fototerapia.

Igiene del sonno

Ecco una breve lista di cosa fare e cosa evitare.

COSA FARE:

1. Provate alcune delle nostre ricette. Mangiare più fibra e cibi fermentati aiuterà a sviluppare un bioma che favorisce il sonno, migliorando esponenzialmente la probabilità di riposare bene.
2. Provate il TRE. Iniziate con un regime 12:12, che significa che non si mangia nulla per 12 ore, per esempio, tra le 20 e le 8. Provate a terminare la cena almeno 3 ore prima di coricarvi ed evitate ogni spuntino prima di andare a letto.
3. Provate a eliminare l'alcol e a ridurre la caffeina per una settimana.

4. Ricordate di compilare il diario del sonno.
5. Se non riuscite a dormire, alzatevi e tornate a letto solo quando siete stanchi.
6. Svolgete esercizi di respirazione, sia durante il giorno sia durante la notte.
7. La mattina, esponetevi a fonti di luce intense (luce naturale o *light box*) per almeno 20 minuti non appena svegli.

COSA NON FARE:

1. Tenere un televisore in camera da letto.
2. Lasciare il telefono accanto al letto in un posto in cui sarete tentati di guardarlo.
3. Mangiare a letto! Ho conosciuto una donna che teneva il cassetto del comodino pieno di cioccolato e si chiedeva come mai dormisse così male.

Settimana 2

SRT

Per chi segue il regime di limitazione del sonno, è il momento della prima valutazione. Forse la settimana appena trascorsa è stata difficile, ma si spera che abbiate perseverato nel vostro intento. Se siete riusciti a evitare i sonnellini, ad andare a letto più tardi e a portare l'efficienza del sonno all'85%, complimenti! Vi meritate una pacca sulla spalla.

Ancora meglio, ora potete ricompensarvi con 20 minuti in più a letto. Godeteveli e ricordatevi il motivo per cui avete intrapreso questo percorso: serve a riprogrammare corpo e cervello e a rimettervi in carreggiata. È dura, ma ne varrà la pena.

Se l'efficienza del sonno non è migliorata, potete attenervi al regime seguito finora o, come abbiamo detto prima, ridurre la finestra di sonno di altri 20 minuti e vedere come va. Per le persone più anziane, un traguardo dell'80% è più realistico.

SRT «light»

Se vi addormentate durante il giorno o l'umore ne risente eccessivamente, la SRT vera e propria potrebbe non fare per voi. In tal caso, potreste provare con una versione «light», che consiste nel ridurre la finestra di sonno di un'ora. Per esempio, se normalmente state a letto dalle 23 alle 7, cercate di coricarvi a mezzanotte e di prolungare la finestra a mano a mano che l'efficienza del sonno migliora. È un po' come perdere peso: c'è chi sceglie una dieta lampo e chi preferisce qualcosa di più graduale.

Caffeina e alcol

Avete provato a ridurre queste due sostanze dannose per il sonno e ha funzionato? A seconda delle vostre abitudini precedenti, è probabile che una settimana senza alcol faccia la differenza. Se riuscite a prolungare l'astinenza per un'altra settimana, fatelo. Dopo tutto, questo programma dura quattro settimane, e la maggior parte di noi è in grado di non bere alcolici per un mese.

Per quanto riguarda la caffeina, spero che abbiate compreso che non ne avete così tanto bisogno quanto pensavate. Molte persone dicono che rinunciare a una tazza di caffè al giorno non è poi così difficile e la sostituiscono di pomeriggio con un tè, che consente di soddisfare il bisogno psicologico di fare una pausa con un minore apporto di caffeina.

TRE

Avete provato questo regime? Ha funzionato? Abituarsi al TRE richiede un po' di tempo, ma la maggior parte delle persone riesce a farlo. Se non avete incontrato eccessive difficoltà, potreste provare a prolungare il digiuno notturno da 12 a 14 ore (14:10). Se invece avete faticato eccessivamente o ha influito negativamente sul sonno, va bene accantonarlo per un po' e riprovare tra qualche settimana. Va bene anche infrangere le regole un paio di volte alla settimana, ma se seguite un regime TRE cercate di farlo almeno cinque giorni su sette.

Attività fisica

Non abbiamo ancora affrontato nel dettaglio la questione dell'esercizio fisico. Giunti alla seconda settimana di programma dovreste ormai dormire meglio, e questo dovrebbe rendervi più propensi ad allenarvi, o perlomeno a essere più attivi. Se praticate già attività fisica questa sezione non vi riguarda, ma la maggior parte di noi si muove meno del necessario, sia in termini di esercizio aerobico (corsa, ciclismo, camminata) sia di esercizi di resistenza (flessioni, squat).

Svolgere attività fisica presenta numerosi vantaggi per la salute, dal migliorare l'umore al ridurre il rischio di infarto, tumore e ictus. Non sono un grande fan dell'esercizio fine a sé stesso e odio andare in palestra, per cui ho trovato dei modi per includerlo nella mia quotidianità. Consultate l'appendice alla fine del libro per alcuni semplici esercizi di resistenza, aerobica e HIIT, o *High Intensity Interval Training*, un allenamento cardiovascolare basato sull'alternanza tra esercizio intenso e recupero.

L'ora in cui svolgo attività fisica è importante?

L'ideale sarebbe allenarsi di prima mattina e a digiuno (prima di colazione). Si dice di non svolgere attività fisica di sera perché interferisce con il sonno, ma le prove a sostegno di questa tesi sono molto poche. L'importante è muoversi, non preoccupatevi eccessivamente dell'ora in cui lo fate.

Mi aiuterà subito a dormire?

Probabilmente no. Svolgere esercizio fisico ed essere più attivi aiuta a dormire meglio, ma non lo farà immediatamente. Uno studio svolto a Chicago[70] ha sottoposto 11 donne sedentarie di mezza età che soffrivano d'insonnia a un regime di allenamento per sedici settimane.

Per prima cosa, un esperto ha dato loro consigli sull'igiene del sonno (andare a letto e alzarsi ogni giorno alla stessa ora, ecc.).

Un personal trainer le ha seguite per i quattro mesi successivi guidandole in un regime di allenamento. Quattro volte alla settimana, dovevano allenarsi su tapis roulant o cyclette per 40 minuti, facendo in modo di aumentare la frequenza cardiaca fino a circa 120 battiti al minuto.

Cosa è successo?

All'inizio dell'esperimento, le donne restavano a letto in media 7 ore e 30 minuti per notte, dormendo per 5 ore e 54 minuti. Al termine dell'esperimento, dormivano in media 46 minuti in più per notte.

I ricercatori non hanno trovato correlazioni dirette tra il giorno dell'allenamento e la qualità del sonno della stessa notte, mentre esisteva un collegamento in senso opposto; dopo una notte insonne, le donne erano meno motivate ad allenarsi e si stancavano molto prima. Attenersi al regime quando erano stanche era molto difficile.

La morale è che bisogna rapportarsi all'attività fisica come a uno stile di vita. Il rapporto tra sonno ed esercizio non è tanto una soluzione rapida quanto un circolo virtuoso.

Un'altra cosa di cui tenere conto è che se siete stanchi, sovrappeso e dormite male, non avrete voglia di allenarvi e troverete qualsiasi scusa per evitarlo. La tentazione offerta da TV e divano sarà irresistibile.

Dovete trovare il modo di svolgere attività fisica anche quando non ne avete voglia. Qualsiasi cosa facciate, non affidatevi alla forza di volontà, che è fin troppo sopravvalutata. Scegliete qualcosa che vi piace davvero (zumba, nuoto, calcio a cinque), rendetevi la vita «difficile» (per esempio, parcheggiate più lontano da casa, così da essere meno tentati di prendere l'auto anche per tragitti brevi) o stabilite un appuntamento fisso per correre o allenarvi con un amico.

Settimana 3

SRT

Spero che abbiate continuato a compilare il diario del sonno e che, grazie alla SRT, il valore dell'efficienza si aggiri ormai intorno all'85%. Se è questo il caso, ricompensatevi con 20 minuti aggiuntivi a letto. Se la situazione non è migliorata, mantenete il regime attuale per un'altra settimana. Ricordate che un ciclo di SRT può durare fino a otto settimane.

Tecniche per calmare la mente

Chi soffre d'insonnia conosce bene la sensazione che si prova quando la mente si attiva proprio quando vorremmo che si calmasse. Potete provare queste tecniche in qualsiasi fase del programma, ma qualcuno potrebbe trovare disorientante metterle in atto tutte nello stesso momento. Dipende dal singolo individuo.

L'iperattività del cervello deriva spesso da fattori fisici e psicologici. Modificare ciò che mangiamo e gli orari in cui lo facciamo dovrebbe migliorare il microbioma e contribuire a ridurre la sensazione di ansia, ma ci sono anche altre tecniche che possono rivelarsi utili.

Come abbiamo visto in precedenza, una delle preoccupazioni che ci tengono svegli di notte è proprio quella relativa al non dormire e alle conseguenze il giorno successivo. Pensieri come: «Non riesco a dormire, e se non dormo domani al lavoro sarò troppo stanco e mi licenzieranno».

È importante comprendere che questi pensieri non sono reali, non riflettono i fatti e possono essere contraddetti. Potete dare un nome ai pensieri negativi, per esempio, potete chiamarli «Donald». La prossima volta che vi tormenteranno, potrete dire: «Ecco di nuovo quel brontolone di Donald».

Sfidare sé stessi sembra una follia, ma funziona.

L'altro punto chiave da ricordare è che i pensieri negativi che affiorano di notte sono ancor meno radicati nella realtà di quelli che ci visitano di giorno. Di notte le difese sono abbassate e siamo più vulnerabili ai demoni interiori.

Inoltre, ricordate che la carenza di sonno ci rende più inclini ai «pensieri automatici negativi», come per esempio, «Sono un fallimento», «Nessuno mi vuole bene», e via dicendo. Quando dormirete meglio, vi accorgerete di essere in grado di neutralizzare con maggiore efficacia i pensieri automatici negativi che si manifestano.

Un altro modo per gestire i pensieri catastrofisti e negativi è immaginare di condividerli con una persona amica e figurarsi la sua risposta comprensiva. Che cosa direbbe? Come vi aiuterebbe a tornare con i piedi per terra?

Oltre a capire come gestire questi pensieri (può essere fatto anche rivolgendosi a un terapeuta), potete provare a spezzare il circolo vizioso alzandovi e distraendovi (leggendo un libro o ascoltando musica) o imparare a riconoscerli e lasciarli andare con tecniche proprie della mindfulness.

Qualcuno trova utile applicare una tecnica chiamata «intenzione paradossa», che consiste nel cercare deliberatamente di restare svegli nonostante si voglia dormire. Anziché stressarvi pensando «Devo addormentarmi», provate a ripetervi «Mi piace proprio stare sveglio. Vediamo per quanto tempo riesco a farlo». In questo modo si allevia la pressione e, paradossalmente, è più facile addormentarsi.

Respirazione e rilassamento muscolare progressivo

Nonostante questa idea sia interessante, personalmente trovo più efficace ricorrere a esercizi di respirazione e rilassamento muscolare progressivo se ho difficoltà a dormire. Oltre alla tecnica 4-2-4 descritta a pagina 97, potete provare la respirazione a narici alterne. Si tratta della tecnica alla base di una respirazione yogica chiamata *«nadi shodhana pranayama»*, il cui scopo è la purificazione dei canali energetici.

Iniziate espirando dalla bocca, dopo di che chiudete la narice destra con il pollice destro.

Inspirate profondamente dalla narice sinistra contando fino a quattro, fino a riempire la pancia. Ora cambiate lato, chiudete la narice sinistra con il pollice sinistro ed espirate dalla destra, sempre contando fino a quattro. Ripetete l'esercizio dieci volte.

Se vi gira la testa, com'è capitato a me la prima volta che ci ho provato, lo state facendo troppo intensamente. Cercate di non strafare, lo scopo è rilassarvi.

Il rilassamento muscolare progressivo è un'altra tecnica accessibile a tutti, ma è meglio fare un po' di pratica durante il giorno per capire come funziona.

L'idea di fondo è semplice. Durante l'inspirazione, si contrae un gruppo muscolare (per esempio, stringendo il pugno destro) per cinque secondi, poi si espira rilasciando anche la tensione muscolare. Durante l'espirazione, immaginate la sensazione di stress che abbandona il vostro corpo. Fate una breve pausa di dieci o venti secondi, chiudete gli occhi e rilassatevi, dopo di che procedete in questo ordine: mano e avambraccio destro, braccio destro, mano e avambraccio sinistro, braccio sinistro, addome, coscia destra e via dicendo. Sono disponibili alcuni video che spiegano come svolgere questi esercizi all'indirizzo thefast800.com.

Un piccolo avvertimento: cercate di non considerare il rilassamento progressivo come un modo per risolvere i vostri problemi d'insonnia. Nel momento in cui lo considerate una soluzione, come prendere un sonnifero, inizierete a chiedervi: «Sta funzionando? Mi sto rilassando? Dormirò meglio?», dando origine al circolo vizioso di insonnia e follia.

Mindfulness

Il mio punto di riferimento per quanto riguarda la mindfulness è Tim Stead, autore di *See, Love, Be* e insegnante al rinomato Mindfulness Centre di Oxford. Secondo Tim, il motivo per cui questa tecnica può rivelarsi d'aiuto nel caso di problemi legati al sonno è l'enfasi che pone sul «qui e ora», che può essere utile quando ci rigiriamo nel letto preoccupandoci per qualcosa che è accaduto in passato o anticipando ciò che potrebbe accadere in futuro.

Per farvi un'idea di che cos'è la mindfulness, provate a svolgere il seguente esercizio: sedetevi con la schiena dritta, chiudete gli occhi e concentratevi sul respiro, notando l'oscillazione del torace, i polmoni che si riempiono e l'aria che entra ed esce dal corpo. Non c'è bisogno di rallentare né di intensificare il respiro; cercate solo di mantenere l'attenzione su di esso. Se vi accorgete che state pensando ad altro (succederà inevitabilmente), riportate la mente sulla respirazione. Non aggrappatevi ai pensieri, ma prendetene atto e lasciate che scivolino via come foglie su un corso d'acqua.

L'obiettivo è riuscire a restare in questo stato per periodi di tempo progressivamente più lunghi. 10 minuti al giorno è già un buon risultato, 20 è ancora meglio.

Secondo Tim, la mindfulness può essere d'aiuto perché ci incoraggia ad accettare il fatto che siamo svegli e che non c'è niente di sbagliato in questo. Dopo averlo accettato, sarà più facile smettere di preoccuparsi di non dormire e di conseguenza addormentarsi. Come l'esercizio fisico, la mindfulness non è un rimedio magico, e difficilmente riuscirete a perfezionarla da soli. È possibile farsi guidare da app come Headspace o Calm o iscriversi a un corso.

Settimana 4

SRT

Come al solito, spero che abbiate continuato a compilare il diario e che, se seguite la SRT, la vostra efficienza del sonno sia vicina all'85% anche se state trascorrendo più tempo a letto. Se è questo il caso, ricompensatevi con 20 minuti aggiuntivi.

A questo punto dovreste riscontrare miglioramenti nella qualità del sonno e dovreste riuscire a addormentarvi senza svegliarvi con maggiore facilità. Dovreste avvertire meno stanchezza durante il giorno e quindi essere più motivati a svolgere gli esercizi fisici che ho consigliato.

Per la maggior parte delle persone, quattro settimane di SRT sono sufficienti per risolvere i problemi legati al sonno, ma potete continuare fino a otto settimane, dipende tutto da come procede.

Prendersi cura dei «vecchi amici»

Se avete cucinato le ricette contenute in questo libro, il vostro microbioma intestinale dovrebbe essere cambiato radicalmente in meglio. I livelli di batteri «buoni» dovrebbero essere aumentati, riducendo l'infiammazione e migliorando l'umore, mentre quelli «cattivi» che provocano infiammazione sono stati sfrattati. Continuate a darci dentro coi legumi! Ricordate che, oltre ad avere un impatto positivo sul sonno, questi cibi aiutano anche a ridurre il rischio di diabete di tipo 2, patologie cardiovascolari e demenza. Cercate di pensare a questo modo di alimentarvi come a uno stile di vita, non solo come a un rimedio temporaneo per dormire meglio.

Nutrirsi per migliorare la salute e dimagrire

Abbiamo detto che, per chi è sovrappeso, perdere una piccola quantità di grasso può fare una grande differenza nel migliorare la qualità del sonno e della vita.

All'inizio del programma vi ho consigliato di annotare peso, girovita, circonferenza del collo e livello di glicemia. Questi valori sono migliorati?

Abbiamo detto che idealmente il girovita dovrebbe misurare meno della metà dell'altezza. Se non siete ancora a quel punto, vi siete avvicinati? Se siete dimagriti intorno al collo, ci sono stati effetti sul russamento? E per quanto riguarda il livello di glicemia? Se era un problema, è diminuito? Se il livello di zuccheri nel sangue rientra nei valori del diabete, vi suggerisco di consultare il sito thefast800.com per ulteriori informazioni sui benefici del dimagrimento rapido.

Aumentare l'attività fisica

Avete fatto più esercizio? Spero che abbiate iniziato a svolgere sia gli esercizi di resistenza sia l'allenamento HIIT qualche giorno alla settimana. Via via che dormirete meglio, avrete sempre più voglia di praticare attività fisica. Continuate così, è la chiave per una vita sana.

Calma e sangue freddo

Se avete iniziato da qualche giorno a svolgere gli esercizi di respirazione e rilassamento muscolare, presto dovreste iniziare a raccoglierne i benefici. La mindfulness è impegnativa, perlomeno all'inizio, e serve un po' di tempo perché i suoi benefici diventino evidenti. Se siete stressati e non avete ancora fatto un tentativo, vi consiglio di provare un'app o di iscrivervi a un corso.

Il programma Fast Asleep in breve

Preparativi

- Riordinate la stanza da letto e acquistate eventuali dispositivi o integratori (braccialetti di monitoraggio attività, *light box*, melatonina).
- Stabilite una sana routine prima di coricarvi.
- Iniziate a tenere un diario del sonno.
- Mangiate cibi che fanno parte della dieta mediterranea.
- Se volete riprogrammare il sonno, usate il diario o il dispositivo per stabilire l'efficienza del sonno.

Settimana 1

- Per riprogrammare il sonno, riducete il tempo trascorso a letto ogni notte di modo che corrisponda esattamente alle ore in cui dormite.
- Se una riprogrammazione totale è troppo per voi, seguite gli altri suggerimenti del libro e provate a ridurre la finestra di sonno di un'ora.

Settimana 2

- Se l'efficienza è aumentata fino all'85%, prolungate la finestra di sonno di 20 minuti.
- Se non registrate miglioramenti, mantenete lo stesso regime per un'altra settimana.
- Iniziate a praticare il TRE (14:10).
- Iniziate a praticare esercizio fisico o perlomeno cercate di tenervi in maggiore attività.

Settimana 3

- Se l'efficienza del sonno non migliora dopo due settimane di restrizione, riducete il tempo trascorso a letto di altri 20 minuti. In altre parole, se prima restavate a letto per 6 ore, dovrete ridurre la finestra a 5 ore e 40 minuti. (Nota: non scendete mai sotto le 5 ore).
- Allenatevi a sfidare i pensieri catastrofisti.
- Svolgete esercizi di respirazione e rilassamento muscolare.

Settimana 4

- A questo punto l'efficienza del sonno dovrebbe essere notevolmente migliorata, e dovreste sentirvi molto più riposati durante il giorno. Se vi sembra di riposare a sufficienza, potete allentare la restrizione del sonno. In caso contrario, mantenete il regime.
- Ricordate di uscire all'aperto ogni mattina per almeno mezz'ora per fare il pieno di luce naturale.
- Continuate a seguire una dieta di tipo mediterraneo.
- Continuate con gli esercizi di mindfulness, respirazione e con le altre tecniche di rilassamento per combattere lo stress.

Dopo che avrete l'insonnia sotto controllo, il miglior modo per continuare a dormire bene è seguire queste otto semplici regole:

1. Mantenete una finestra di sonno regolare, ovvero coricatevi e alzatevi sempre alla stessa ora.
2. Usate i consigli del capitolo 4 che vi risultano più congeniali.
3. Gestite lo stress praticando mindfulness ed esercizi di respirazione durante il giorno.
4. Se non riuscite a dormire, alzatevi dal letto e non tornateci finché non vi sentite stanchi.
5. Esponetevi alla luce del giorno o di una *light box* non appena svegli.
6. Mantenetevi in attività svolgendo esercizi di resistenza come flessioni e squat.

7. Seguite una dieta mediterranea con l'aggiunta di cibi fermentati.
8. Tenete sotto controllo il grasso addominale, usando come valore di riferimento per il girovita la metà dell'altezza.

CAPITOLO 7
COME GESTIRE LAVORO SU TURNI E JET LAG

Finora, questo libro si è occupato di persone che seguono un ritmo sonno-veglia normale, ovvero che vanno a letto di sera e si svegliano di mattina. Tuttavia, c'è una larga fetta di popolazione per cui questo ritmo non vale; si tratta delle persone che lavorano di notte e che dormono, se ci riescono, durante il giorno. I turnisti devono affrontare sfide a sé stanti.

Non siamo programmati per lavorare su turni. I nostri antenati si svegliavano all'alba, andavano a caccia o alla ricerca di cibo, trascorrevano gran parte della giornata all'aperto e tornavano nelle caverne per dormire e riprodursi. Le loro vite e tutti gli orologi principali erano regolati quasi esclusivamente dal sorgere e dal calare del sole.

Nel Ventesimo secolo, l'umanità ha assistito all'invenzione della lampadina elettrica e del motore a reazione, due scoperte che hanno avuto un impatto significativo sugli orologi circadiani.

Il motore a reazione ha consentito di raggiungere l'altro capo del mondo in 24 ore, una velocità eccessiva per la capacità di adattamento dei nostri antiquati corpi; la presenza di luce artificiale intensa non solo ha consentito agli adolescenti di restare svegli fino a tardi, ma ha anche dato inizio al lavoro su turni per un numero significativo di persone. I turnisti che devono restare svegli e lavorare quando l'orologio biologico li implora di riposare costituiscono circa il 20% della popolazione mondiale.

Il jet lag e il lavoro su turni hanno molto in comune, perché compromettono la sincronia dell'orologio interno con il mondo esterno, e questo ha una serie di conseguenze spiacevoli.

Il jet lag può avere effetti negativi, di solito a breve termine (a meno che non viaggiate moltissimo), ma per i turnisti la faccenda è ben più seria. Fortunatamente ci sono dei rimedi per rendere il lavoro su turni più tollerabile, e li vedremo tra poco. Per prima cosa, occupiamoci del jet lag.

Come superare il jet lag

Viaggiare molto in aereo fa male al pianeta e al cervello. Uno studio svolto su cavie da laboratorio ha mostrato che un regime anche ridotto di jet lag è dannoso per l'ippocampo, un'area del cervello importante per l'apprendimento e la memoria.[71] Gli effetti sulla memoria sono rimasti per settimane anche dopo il ripristino dei normali schemi di sonno.

Il jet lag può farci fare cose stupide. L'ex presidente degli Stati Uniti George W. Bush una volta tentò di incolpare il jet lag per un'imbarazzante conferenza stampa a Pechino, che provò a interrompere in anticipo tentando di uscire da una porta saldamente chiusa. Dopo aver strattonato più volte la maniglia, ammise ai giornalisti: «Stavo cercando di scappare. Evidentemente, non ha funzionato».

Non mi è mai capitato nulla di così imbarazzante, anche se una volta sono uscito dalla mia stanza d'albergo durante la notte, seminudo, convinto di andare in bagno. Quando mi sono accorto dell'errore, la porta si era ormai chiusa alle mie spalle e ho dovuto strisciare fino alla reception per farmi dare un'altra chiave.

Il jet lag è provocato dallo squilibrio tra l'orologio interno e il nuovo fuso orario, e i viaggi che hanno un effetto più grave sono, prevedibilmente, quelli che prevedono di attraversare diversi fusi orari. Nel mio caso, si tratta dei voli che ogni tanto devo prendere per lavoro per l'Australia o per gli Stati Uniti.

Prima che trovassi un rimedio, il jet lag mi lasciava confuso, affamato e irritabile, con una voglia matta di carboidrati a qualsiasi ora del giorno e della notte.

Fortunatamente, esistono dei metodi per ridurre l'impatto del jet lag, anche se richiedono un po' di pianificazione.

Sonniferi e melatonina

Se non ne disponete già, potete provare a farvi prescrivere sonniferi e melatonina dal vostro medico. Giustamente, i medici sono riluttanti a prescrivere sonniferi per l'utilizzo a lungo termine, ma a volte si dimostrano più comprensivi se dovete solo affrontare il jet lag. Io uso lo zopiclone.

Come ho già spiegato in questo libro, la melatonina è un ormone importante per resettare l'orologio interno.

Una revisione della Cochrane Collaboration[72] su 9 studi che hanno coinvolto quasi 1000 persone è giunta alle seguente conclusione: «La melatonina è molto efficace nella prevenzione o nella riduzione del jet lag, e l'uso occasionale a breve termine sembra sicuro. È consigliata per i viaggiatori adulti che attraversano cinque o più fusi orari, in particolar modo verso est e specialmente se hanno avuto esperienza di jet lag in viaggi precedenti. Anche chi viaggia su due o quattro fusi orari può assumerla se necessario».

Mi fido molto della Cochrane, perché in ambito medico le loro revisioni sono generalmente considerate molto rigorose e serie.

La dieta Argonne

Questa dieta è ampiamente impiegata dall'esercito statunitense per combattere il jet lag, e fu creata negli anni Ottanta dal dottor

Charles Ehret, un ricercatore dell'Argonne National Laboratory, vicino a Chicago. Il dottor Ehret, un esperto di ritmi circadiani, scoprì che era più facile resettare l'orologio interno se per i tre giorni precedenti al volo si alternavano pasti sostanziosi e digiuno.

- Il primo giorno è un giorno di digiuno e bisogna limitarsi a 800 calorie. Potete trovare ricette adatte nel mio libro *800 calorie* o sul sito thefast800.com.
- Il secondo giorno si consumano una colazione ricca di proteine, un pranzo più sostanzioso del normale e si cena presto. Evitate il caffè dopo le 17.
- Il terzo giorno, quello prima del volo, ci si limita di nuovo a 800 calorie.
- Il giorno del volo, non rompete il digiuno notturno fino all'ora di colazione del luogo di arrivo. In altre parole, se vi spostate da Londra a New York, il primo pasto del giorno sarà alle 13 di Londra (che corrispondono alle 8 del mattino a New York). Se viaggiate verso Sydney, invece, non mangerete fino alle 19.

E quindi, funziona? Nel 2002, l'esercito degli Stati Uniti mise alla prova la dieta Argonne.[73] Divisero in due gruppi 186 soldati diretti in Corea del Sud per un periodo di servizio; metà di loro seguirono la dieta, l'altra metà si alimentò normalmente. Rilevarono che chi aveva seguito la dieta Argonne aveva una probabilità sette volte e mezzo minore di accusare gravi sintomi da jet lag rispetto a chi aveva mangiato normalmente.

La dieta Argonne «light»

Se la dieta Argonne vi sembra difficile, esiste una versione semplificata sviluppata dai ricercatori del Beth Israel Deaconess

Medical Center di Boston. È quella che di solito seguo anche io.

L'idea è semplice: il giorno del volo si segue un breve digiuno, ed è basata sul fatto che, come il buio e la luce, gli orari dei pasti hanno un effetto potente sull'armonia degli orologi biologici.

Durante questo «digiuno» dovreste bere molta acqua e tisane, ma evitare alcol e caffeina. Ecco un esempio del mio metodo per evitare il jet lag, basato sulla mia esperienza personale e su molte conversazioni con personale di bordo ed esperti del sonno.

1. Il giorno del volo

Prima di tutto, metto sempre in valigia una mascherina per gli occhi, dei tappi per le orecchie, una borraccia per l'acqua, un paio di cuffie con cancellazione del rumore, un cuscino da viaggio gonfiabile e un buon libro.

Se viaggio verso New York, che è 5 ore indietro rispetto al fuso della Gran Bretagna, cerco di prendere un volo nel primo pomeriggio. Quando mi alzo salto la colazione, e cerco di non mangiare nulla almeno fino alle 13 (le 8 a New York).

All'aeroporto sincronizzo l'orologio con l'ora di New York e cammino molto. Faccio squat, flessioni e uso le sedie della sala attesa per eseguire piegamenti per i tricipiti. Bevo molta acqua; evito alcol e caffeina sia in aeroporto sia durante il viaggio.

Se prendo il volo delle 13, faccio un pranzo leggero a bordo e non mangio più nulla finché non arrivo in albergo a New York (di norma intorno alle 18). A questo punto, consumo una cena ricca di proteine. Vado a dormire alle 21 dopo aver preso una capsula di melatonina e un sonnifero.

2. La mattina dopo

Mi alzo intorno alle 6 e non appena c'è luce faccio una passeggiata di 30 minuti (o una corsa, se mi sento particolarmente energico). Questo serve a fare esercizio, ma anche a espormi alla luce del giorno. Dopo di che, faccio una colazione ricca di proteine (frittata, uova strapazzate o cose del genere) e affronto la giornata.

La seconda sera di solito prendo la melatonina, e a volte un sonnifero. Dopo un paio di giorni riesco a dormire senza doverli più assumere.

3. Il ritorno a casa

Quando viaggio dagli Stati Uniti a Londra, prendo un volo nel tardo pomeriggio, dopo aver consumato un pranzo sostanzioso alle 14. Salto la cena in aereo e, con l'aiuto di melatonina e di un sonnifero, cerco di addormentarmi il prima possibile. In aereo salto anche la colazione.

Quando torno a casa, dopo un digiuno di circa 14 ore, faccio colazione. Faccio una passeggiata o una corsetta a metà mattina per darmi la carica. Consumo un pranzo leggero, una cena ricca di proteine e vado a dormire alla solita ora, dopo aver assunto una capsula di melatonina e un sonnifero.

Questo metodo di solito funziona alla perfezione.

Domande e risposte

Perché viaggiare verso est è più difficile che verso ovest?

Principalmente, perché è più facile restare svegli e andare a dormire più tardi del solito anziché coricarsi molto prima del normale. Se viaggiate verso ovest da Londra a New York e arrivate a destinazione alle 21, dovrebbe essere facile addormentarsi perché per l'orologio interno sono le 2 del mattino.

Percorrendo il tragitto opposto, quando a Londra sono le 23 l'orologio biologico è convinto che siano solo le 18, quindi perché diavolo volete andare a dormire?

È in questi casi che prendo un sonnifero.

Cosa ne pensa dei sonnellini?

Io li evito, perché ho bisogno che lo stimolo a dormire si accumuli per addormentarmi senza svegliarmi. Se li trovate riposanti vanno bene, ma non devono essere più lunghi di 40 minuti.

Come gestire il lavoro su turni

Il jet lag può essere seccante, ma il lavoro su turni può rivelarsi letale. Le possibili conseguenze a lungo termine sul corpo umano sono terribili e numerose, e vanno dall'aumento del rischio di patologie cardiache, diabete di tipo 2, tumori e obesità, fino a menopausa precoce, depressione e divorzio.

Un dato statistico che ho trovato sconvolgente riguarda le cause di morte dei pompieri negli Stati Uniti: incidenti stradali e infarto sono più frequenti degli incendi. Come gran parte dei turnisti, anche i pompieri possono soffrire di gravi disturbi del sonno, ma pochi sembrano accorgersene.

Uno studio condotto su 7000 pompieri statunitensi[74] ha evidenziato che il 37% di loro soffriva di almeno un disturbo grave, il più frequente dei quali era l'apnea ostruttiva del sonno. Nella stragrande maggioranza dei casi (80%) tali disturbi non erano stati diagnosticati, e i soggetti non sapevano di essere esposti a un rischio raddoppiato di patologie cardiache e diabete. Avevano anche il triplo delle probabilità di soffrire di depressione e ansia.

Un'altra ricerca svolta sulle forze di polizia statunitensi ha prodotto risultati analoghi; circa il 40% dei soggetti in esame soffriva di gravi problemi di sonno.[75]

Com'è la loro vita? Nel corso delle ricerche per questo libro, ho avuto un'interessante conversazione con Joe, un quarantottenne che lavora come pompiere da 18 anni. Come gran parte dei suoi colleghi nel Regno Unito, copre due turni di giorno seguiti da due turni di notte, e poi ha quattro giorni di riposo.

Il turno di giorno va dalle 9 alle 18, quello di notte dalle 18 alle 9; in questo caso, ogni tanto riesce a sonnecchiare, ma la stazione è un luogo rumoroso e la possibilità di riposare è del tutto imprevedibile.

Joe è un amante della buona cucina, e quando copre il turno di notte cerca di mangiare sano. Porta con sé pasti preparati a casa che comprendono alimenti proteici come uova in camicia, salmone affumicato e avocado. In caserma c'è una mensa, ma propone principalmente pasta o altri cibi ricchi di carboidrati e piuttosto indigesti.

A differenza dei suoi colleghi, che consumano frequenti spuntini, Joe cerca di non mangiare fino al pranzo del giorno successivo. Segue da anni un regime di alimentazione con limiti orari (TRE) e dice che mangiare durante il turno di notte lo fa sentire fiacco.

Se la situazione è tranquilla la squadra è autorizzata a dormire, ma, se suona un allarme, tutti devono essere pronti per uscire dall'edificio nel giro di novanta secondi. Per questo, Joe dorme con un occhio solo, anticipando il suono della sirena: «Mi sveglio sempre con il clic di attivazione, che precede di qualche istante l'allarme vero e proprio».

Quando torna a casa dopo un turno di notte, Joe preferisce non andare subito a letto, perché lo fa sentire stanco e di malumore. La sua strategia è praticare molta attività fisica, ma afferma che i turni di notte diventano sempre più duri con l'avanzare dell'età.

Quello che ho trovato scioccante, parlando con pompieri come Joe oltre che con agenti di polizia, infermieri e operatori sanitari, è che nessuno di loro riceve consigli specifici su come gestire il lavoro su turni, ma sono lasciati a sé stessi.

Anche mio figlio Jack è un turnista. È un medico specializzando e ogni paio di settimane copre un turno di notte, dalle 21 alle 9. Prima di andare al lavoro, Jack fa un sonnellino pomeridiano e cena presto. Porta con sé anche del cibo da consumare prima di mezzanotte, perché l'unica alternativa fornita dall'ospedale sono i distributori automatici. Come Joe, anche lui segue un regime TRE, e cerca di non mangiare tra mezzanotte e le 9, quando smonta. Durante la notte, beve molta acqua e molto tè.

Si porta anche un sacco a pelo e, a seconda degli impegni, a volte riesce a riposare un po' sul pavimento della sala medici. Dice che un breve sonnellino lo fa sentire meno stanco durante il viaggio di ritorno verso casa.

Che cosa si può fare per contrastare gli effetti del lavoro su turni?

Negli ultimi anni sono state svolte molte ricerche in questo ambito, che hanno evidenziato una serie di elementi.[76]

Per i datori di lavoro:

1. I dipendenti con più di 45 anni fanno più fatica a adattarsi al lavoro su turni, e l'impatto su corpo e cervello è maggiore. Dave, una guardia notturna, mi ha confidato di affidarsi a Red Bull, cibo spazzatura e sigarette per restare sveglio. È sulla cinquantina e, da quando ha iniziato col turno di notte 2 anni fa, è ingrassato di 15 chili. Soffre

di diabete di tipo 2, ipertensione, apnea del sonno e riposa circa 5 ore per notte. Com'è prevedibile, spesso si addormenta sul lavoro.

2. Prendete in considerazione il cronotipo dei vostri dipendenti nella creazione dei turni. Se è possibile, le allodole non dovrebbero iniziare troppo tardi né i gufi troppo presto.
3. Se i dipendenti svolgono turni a rotazione, bisognerebbe sempre procedere in senso orario (prima il turno diurno, poi quello serale, poi quello notturno), perché è più facile adattarsi a questo schema che non a schemi casuali o che procedono in direzione opposta.
4. Cercate di fornire loro un luogo in cui possano riposare, anche solo per una ventina di minuti. Uno studio svolto su ingegneri neozelandesi[77] ha evidenziato che un sonnellino di 20 minuti durante il turno di notte migliora significativamente il rendimento, mentre una ricerca su infermieri statunitensi ha scoperto che chi riposa per 20 minuti di notte si sente meno assonnato guidando verso casa. Lo studio ha anche rivelato che molti dirigenti ospedalieri, che non lavorano di notte, sono riluttanti a concedere ai dipendenti l'opportunità di riposarsi.

Per i turnisti:

1. Prima di iniziare il turno, dormite. Se possibile, cercate di concentrare la maggior parte delle ore di riposo nel tempo che precede l'inizio del lavoro. È provato che, per chi lavora di notte dalle 23 alle 7, è meglio riposare di pomeriggio (dalle 14 alle 21) anziché di mattina (dalle 8 alle 15). Uno studio ha evidenziato che chi dorme di pomeriggio compie

meno errori sul lavoro rispetto a chi dorme di mattina.[78]
Se andate al lavoro in auto, dovreste svegliarvi almeno un'ora prima di uscire di casa, perché è questo il tempo necessario per ristabilire la completa attenzione.
Preparate cibo e bevande sane da portare con voi. Le opzioni disponibili presso i distributori automatici sono spesso piene di zucchero, grassi saturi e sale, e contengono poche fibre e sostanze nutritive. Il cibo spazzatura vi riempie di calorie, ma vi farà sentire di nuovo affamati dopo poco tempo. Il corpo fa più fatica a processare il cibo ingerito durante la notte, per cui le sostanze nocive rimarranno in circolo nel sistema più a lungo. Cercate di consumare il pasto principale prima di mezzanotte e portatevi frutta secca, mele o pere per uno spuntino se non riuscite a stare a digiuno per il resto della nottata.
Portate con voi una bottiglia d'acqua fresca da bere nel corso della notte, evitate le bibite che contengono caffeina.

2. Nelle prime ore del turno di notte, cercate di esporvi a luci intense. Se il vostro luogo di lavoro non è molto illuminato, accendete una *light box* per 20 minuti. È più efficace e più salutare che assumere caffeina nelle ore notturne.
   Provate un regime TRE; è dimostrato che mangiare quando il corpo pensa di dover dormire è nocivo per il cuore. Alcune ricerche in corso negli Stati Uniti e in Australia stanno esaminando i benefici dei limiti orari all'alimentazione per chi lavora su turni. Per esempio, i ricercatori della Monash University hanno chiesto ai partecipanti di digiunare tra l'1 e le 6 per valutare l'impatto di questo fattore sul rischio di patologie cardiache.[79]
   Se ne avete l'occasione ed è presente un luogo dove

riposare in sicurezza, schiacciate un sonnellino (da 20 a 40 minuti) durante il turno.

3. Quando tornate a casa dopo il turno, cercate di condividere l'auto, usare i mezzi pubblici, andare in bici o a piedi. Se dovete guidare, potrebbe esservi d'aiuto un sonnellino prima di mettervi al volante.
   Durante il viaggio verso casa, potreste provare a indossare occhiali scuri; l'idea è di evitare il più possibile di esporsi alla luce del mattino.
   Qualcuno va subito a letto dopo essere tornato a casa, e questa scelta ha senso per chi ha figli piccoli, dal momento che probabilmente a quell'ora sono a scuola. Tuttavia, le ricerche sembrano mostrare che è meglio dormire di pomeriggio.
   Per riposare dignitosamente forse vi serviranno tappi per le orecchie o un generatore di rumore bianco, una mascherina per gli occhi e un bel cartello «Non disturbare» sulla porta della stanza. Aiuta anche seguire i consigli sull'igiene del sonno che vi ho dato nel capitolo 4: coricarsi e alzarsi sempre alla stessa ora, stabilire una routine prima di andare a letto, evitare caffeina e alcol e via dicendo.

La melatonina serve?

In breve, forse. Una revisione della Cochrane ha concluso che l'impiego di melatonina da parte dei turnisti aumenta in media di 24 minuti la durata del sonno.

Tutti i turnisti soffrono?

No. Qualcuno è in grado di adattarsi a questo regime, ma i più anziani e le donne sembrano fare più fatica. Oltre all'impatto sulla salute, bisogna considerare quello sulla vita personale. Chi lavora su turni ha una probabilità di divorziare sei volte superiore rispetto a chi lavora di giorno.[80]

Uno dei motivi di questa discrepanza è che i turnisti fanno molta più fatica a pianificare e partecipare alle «normali» attività di famiglia.

Sue, un'infermiera che lavora di notte, mi ha confidato: «Lavorare di notte vuol dire avere più tempo di giorno, che è comodo per andare in banca o a fare la spesa. Il problema è che gran parte delle attività legate alla scuola, come le recite o gli incontri con gli insegnanti, avvengono di sera. Mio marito è un operatore sanitario, anche lui lavora di notte. Ci lasciamo dei biglietti in cucina, ma a volte passano giorni interi senza che parliamo davvero».

Chi non riesce a adattarsi sviluppa una patologia chiamata «disturbo del sonno da lavoro su turni» (o SWSD, da *Shift Work Sleep Disorder*), i cui sintomi includono:

- eccessiva sonnolenza, sul lavoro e in generale;
- difficoltà nel concentrarsi;
- difficoltà nell'addormentarsi e stanchezza al risveglio;
- senso di depressione o sbalzi d'umore;
- difficoltà nelle relazioni interpersonali con amici e famigliari.

Se lavorate su turni e sospettate di soffrire di SWSD, e nessuno dei miei suggerimenti sembra funzionare, consultate il vostro medico. Potrebbe decidere di prescrivervi sonniferi, melatonina o modafinil.

Il modafinil è un farmaco stimolante adottato anche dall'esercito statunitense per mantenere le truppe vigili. In ambito medico, è principalmente impiegato per il trattamento della narcolessia, una rara patologia che provoca un irresistibile impulso a addormentarsi a qualsiasi orario. Ho parlato con persone che ne soffrono, che mi hanno detto di essersi addormentate sull'ottovolante, nel bel mezzo di una cena e addirittura in sella a un cavallo.

Uno studio ha rilevato che assumere 200 mg di modafinil un'ora prima di un turno di notte può migliorare significativamente le prestazioni senza influire sul sonno il giorno successivo.[81] Oltre ad agire come stimolante, il modafinil riduce i danni a lungo termine alla memoria nei turnisti che soffrono di SWSD.

Il modafinil può essere assunto solo dietro ricetta medica e ha molti più effetti collaterali della melatonina. Ciò nonostante, è ampiamente (e illegalmente) impiegato come *smart drug* per migliorare apprendimento e memoria, soprattutto tra gli studenti universitari: alcuni sondaggi suggeriscono che una percentuale vicina al 20% ne faccia uso durante le sessioni di esami. Assumere il modafinil sperando di ottenere voti migliori è quasi sicuramente controproducente; un recente studio condotto su volontari sani ha rilevato risultati peggiori tra i soggetti a cui era stato somministrato modafinil rispetto al gruppo di controllo.[82]

Ho provato a prenderlo qualche anno fa nell'ambito di un esperimento sulla privazione del sonno, ed è innegabile che su di me abbia avuto effetti eccitanti. Tuttavia, come ho sottolineato, il modafinil può avere gravi effetti collaterali, tra cui il rischio di sviluppare una reazione allergica, che è proprio quello che è successo a me. La reazione è stata così intensa da farmi correre in ospedale, dove mi hanno somministrato una massiccia dose di steroidi per placare il mio sistema immunitario. Col senno di poi, è uno degli esperimenti più spaventosi a cui mi sia mai sottoposto. Non lo farò mai più.

Riassumendo

- I problemi legati a jet lag e lavoro su turni sono provocati dalla mancata sincronizzazione tra orologio circadiano e mondo esterno, perché proviamo a dormire quando l'orologio ci dice che dobbiamo restare svegli e viceversa.
- Gli effetti del jet lag possono essere mitigati seguendo la dieta Argonne o una versione modificata che richiede un digiuno di 14 ore.
- La regola è non mangiare fino all'ora di colazione nel luogo di arrivo. Se viaggiate da Londra a New York, saltate la colazione e non mangiate fino alle 13 (le 8 di New York).
- Questo velocizza l'adattamento del corpo al fuso orario del luogo di destinazione.
- Gestire il lavoro su turni è più difficile, ma alcune pratiche possono rivelarsi d'aiuto. Per esempio, concentrare il sonno nelle ore precedenti al turno e seguire un regime TRE durante le notti di lavoro.

L'ORA DELLA BUONANOTTE

L'insonnia è una patologia grave che colpisce centinaia di milioni di persone in tutto il mondo. Negli ultimi anni, sono aumentate le preoccupazioni sull'impatto che il lavoro su turni e la carenza di sonno hanno sul corpo e il cervello delle persone. Il settore dell'industria del sonno è importante e in rapida crescita, ma pochi prodotti in vendita hanno un effetto reale.

I metodi proposti in questo libro, invece, sono basati su prove scientifiche e sono certo che potranno aiutare la maggior parte di chi soffre di disturbi del sonno. Se la vostra insonnia ha radici antiche, come nel mio caso, sarà più difficile porvi rimedio rispetto a chi dorme male di tanto in tanto, ma tutto è possibile!

Se continuate ad avere problemi nonostante abbiate seguito il programma alla lettera, vi consiglio di rivolgervi a un medico.

Chi soffre d'insonnia di lungo corso è anche più sensibile all'effetto di eventi stressanti, che possono provocare una ricomparsa del disturbo. Non è detto che accada, ma, se succede, niente panico. Seguite nuovamente il programma Fast Asleep e in breve tempo sarete in grado di riportare la situazione sotto controllo. Buona fortuna! Vi ricordo anche di consultare il nostro sito, all'indirizzo fast-asleep.com.

RICETTE

Create dalla dottoressa Clare Bailey e da Justine Pattison

Sono un medico di base, e resto sempre colpita dal numero di pazienti che dicono di dormire meglio dopo aver iniziato a seguire i miei consigli e aver adottato una dieta in stile mediterraneo con apporto moderato di carboidrati e ricca di fibra. Ciò è in parte dovuto all'effetto su girovita e circonferenza del collo, e di conseguenza sul russamento, ma c'è anche un'altra causa, che spesso passa inosservata: l'impatto della dieta sul microbioma.

Abbiamo selezionato con cura queste ricette per aiutarvi a incrementare l'apporto di fibra e principi nutritivi. Se vi prenderete cura del vostro microbioma, lui si prenderà cura di voi.

Dottoressa Clare Bailey

COLAZIONE E BRUNCH

Ricette per una colazione gustosa in grado di rifocillare lo stomaco, per iniziare la giornata sentendosi pieni di energia.

Nota: il calcolo delle calorie si riferisce a una porzione.

~ *Uva rossa con yogurt e mandorle* ~

Per 1 persona
255 calorie

Un fantastico modo per iniziare la giornata, grazie alle proprietà benefiche dello yogurt e all'azione antinfiammatoria del resveratrolo contenuto nell'uva.

- 100 g di yogurt greco intero o vegetale
- 50 g di uva rossa
- 10 g di mandorle tostate in scaglie
- 1 cucchiaino di miele (facoltativo)

1. Versate lo yogurt in una ciotola. Cospargetelo con gli acini d'uva tagliati a metà e le mandorle. Aggiungete il miele (se lo desiderate) e servite.

Consiglio: se non trovate in vendita le mandorle già tostate, potete prepararle in casa. Mettete le mandorle in una padella senza condimento e cuocetele per 2-3 minuti a fuoco medio, continuando a farle saltare finché non sono leggermente dorate.

Per una colazione al sacco, mescolate gli ingredienti in un contenitore col coperchio e tenetelo in frigorifero finché non lo consumate.

~ Frullato di avena e anacardi ~

Per 2 persone
295 calorie a porzione

Un delizioso e cremoso frullato che vi aiuterà a tenere il colesterolo sotto controllo, oltre a contenere una ricca porzione di frutta secca.

- 40 g di anacardi al naturale (non tostati)
- 4 cucchiai di fiocchi d'avena (circa 25 g)
- 350 ml di latte intero o vegetale
- 1 cucchiaino di sciroppo d'acero
- Un pizzico di cannella in polvere

1. Mettete a bagno gli anacardi in una ciotola d'acqua fredda. Riponeteli al fresco e lasciateli in ammollo per 4-6 ore per farli ammorbidire. Se avete un frullatore molto potente, potete saltare questa fase.
2. Scolate gli anacardi e trasferiteli nel bicchiere del frullatore. Aggiungete i fiocchi d'avena, il latte, lo sciroppo d'acero e la cannella e frullate fino a ottenere un composto omogeneo. Aggiungete un altro po' di latte se necessario. In alternativa, potete usare un robot da cucina.
3. Dividete il frullato in due bicchieri e servite.

~ Avena rosa del mattino ~

Per 2 persone
330 calorie a porzione

Ah, che gioia svegliarsi e trovare questo delizioso porridge già pronto per essere gustato! È anche un ottimo modo di assumere fibra.

- 1 mela pulita, tagliata a spicchi e grattugiata
- 100 g di frutti di bosco misti surgelati o freschi
- 50 g di fiocchi d'avena
- 25 g di mandorle tostate in scaglie
- 8 albicocche secche tagliate a pezzetti
- 75 g di yogurt greco intero o vegetale
- 100 ml di latte intero o vegetale

1. Mettete la mela in una ciotola capiente, unite i frutti di bosco, l'avena, le mandorle, le albicocche, lo yogurt e il latte sufficiente a ottenere un composto soffice e cremoso (si rassoderà riposando). Coprite e riponete in frigorifero per qualche ora o per tutta la notte.
2. Dividete in due scodelle per servire (o usate un recipiente col coperchio per portarlo al lavoro). Se necessario, aggiungete altro latte. Si conserva due giorni in frigorifero.

Consiglio: se non trovate in vendita le mandorle già tostate, consultate la ricetta a pagina 179 per scoprire come prepararle in casa.

~ Uova strapazzate con kimchi ~

Per 2 persone
345 calorie a porzione

La colazione preferita di Michael in questo periodo, ottima per stimolare un microbioma sano in grado di favorire il sonno.

- 15 g di burro o olio EVO
- 2 fette di pane a lievitazione naturale con semi (circa 40 g a fetta)
- 4 uova grandi
- 50 g di kimchi (cavolo fermentato coreano) o crauti

1. Sciogliete il burro o scaldate l'olio in un tegame antiaderente di medie dimensioni.
2. Versate le uova sbattute, salate e pepate a piacere e cuocete a fuoco basso per 2-3 minuti, mescolando regolarmente finché non si rassodano.
3. Nel frattempo, tostate il pane e mettetelo nei piatti. Coprite con le uova strapazzate e servite il tutto con un contorno di kimchi o di crauti.

Consiglio: il kimchi è disponibile nei supermercati più forniti e nei negozi di alimenti biologici. Potete anche provare a prepararlo a casa (trovate una ricetta nel libro *800 calorie*).

~ *Muffin saporiti di patate dolci con feta* ~

Per 6 persone
335 calorie a porzione

Perfetti per la colazione o per un brunch, se accompagnati da un'insalata. Possono essere consumati caldi o freddi. Oltre a risparmiare tempo, se non sbucciate le patate dolci renderete la ricetta più ricca di fibra e sostanze nutritive.

- 5 cucchiai di olio EVO o di colza
- 1 patata dolce (circa 225 g) ben lavata e tagliata a dadini di circa 1 cm
- 1 cipolla media sbucciata e tritata
- 1 cucchiaio di timo fresco (o ½ cucchiaino di timo secco)
- 100 g di mandorle tritate
- 50 g di farina integrale autolievitante
- ½ cucchiaino di lievito in polvere
- 1 uovo grande
- 125 ml di latte intero
- 100 g di feta o formaggio di capra tagliato a dadini di circa 1 cm
- 25 g di parmigiano grattugiato

1. Preriscaldate il forno a 220 °C (200 °C se ventilato) e ungete una teglia per 6 muffin.
2. Mettete la patata dolce tagliata a dadini in un'altra teglia, aggiungete un cucchiaio d'olio, salate e pepate a piacere. Mescolate e infornate per 10 minuti.
3. Sfornate, mescolate e aggiungete la cipolla e il timo. Infornate di nuovo per 15-20 minuti o finché patate e cipolle non sono morbide e leggermente dorate.
4. In una ciotola, unite le mandorle tritate, la farina e il lievito e aggiungete il resto dell'olio, le uova e il latte.

5. Unite le verdure cotte all'impasto, amalgamate il tutto e suddividetelo nella teglia per 6 muffin. Aggiungete i cubetti di feta o formaggio di capra e spolverate con il parmigiano grattugiato. Cuocete in forno per 20-25 minuti o finché i muffin non sono lievitati e dorati. Serviteli caldi o freddi.

Consiglio: se la teglia per muffin ha perso le sue capacità antiaderenti, foderatela con carta da forno.

PASTI LEGGERI

Una serie di pasti leggeri con apporto calorico limitato, rapidi e semplici da preparare. Queste ricette sono perfette per un pranzo light che consente ai microbi buoni dell'intestino di fare una scorpacciata di fibra.

~ *Vellutata di cavolfiore e peperoni rossi* ~

Per 5-6 persone
120 calorie a porzione

Una zuppa cremosa, saporita e ricca di fibra solubile. Per un pasto più sostanzioso, servitela con un'aggiunta di formaggio o di semi tostati.

- 3 cucchiai di olio EVO
- 1 cipolla grande sbucciata e tritata
- 4 gambi di sedano puliti e tritati
- 1 spicchio d'aglio sbucciato e tritato
- 175 g di peperoni rossi arrostiti in barattolo scolati
- 1 cavolfiore medio pulito e tagliato a dadini di circa 3 cm (gambo compreso, circa 450 g)
- 1,5 l di brodo di pollo o vegetale (fresco o di dado)
- Una manciata di prezzemolo o coriandolo fresco tritato (facoltativo)

1. Scaldate l'olio in una pentola di grandi dimensioni e fate rosolare la cipolla e il sedano per 5 minuti o finché non sono morbidi e dorati. Aggiungete l'aglio e fate andare il tutto ancora per qualche minuto, continuando a mescolare.
2. Aggiungete i cavolfiori, i peperoni e il brodo e portate a ebollizione. Abbassate il fuoco, coprite con un coperchio e lasciate sobbollire per circa 20 minuti o finché il cavolfiore non è cotto, avendo sempre cura di mescolare di tanto in tanto.
3. Togliete la pentola dal fuoco e frullate fino a ottenere una consistenza omogenea.

4. Salate e pepate a piacere. Continuate la cottura a fuoco basso, mescolando delicatamente fino a ottenere la consistenza desiderata (aggiungete un po' d'acqua se necessario) e servite.

~ *Vellutata di topinambur* ~

Per 4 persone
325 calorie a porzione

La ricetta perfetta per godersi una delle verdure più ricche di fibra e benefiche per il sonno in assoluto. Per massimizzare l'assunzione di sostanze nutritive, non sbucciate il topinambur. Se non siete abituati a consumarlo, iniziate con porzioni piccole, perché il contenuto di fibra potrebbe portare all'accumulo di gas intestinale.

- 4 cucchiai di olio EVO
- 2 spicchi d'aglio sbucciati e schiacciati
- 800 g di topinambur ben lavato e tagliato a dadini di circa 1 cm
- 2 cipolle medie sbucciate e tritate
- 750 ml di brodo di pollo o vegetale (fresco o di dado)
- 4 cucchiai di semi misti (circa 40 g, meglio se tostati)

1. Scaldate l'olio in una pentola di grandi dimensioni. Aggiungete le cipolle, l'aglio e il topinambur, coprite e cuocete a fuoco basso per 15 minuti o finché le verdure non si sono ammorbidite, mescolando di tanto in tanto.
2. Aggiungete il brodo e portate a ebollizione. Lasciate sobbollire senza coperchio per 5 minuti, mescolando regolarmente.
3. Togliete la pentola dal fuoco e frullate fino a ottenere una consistenza omogenea.
4. Salate e pepate a piacere, continuate la cottura a fuoco basso. Versate la vellutata in una zuppiera calda e servitela in piccole porzioni con una spolverata di semi.

Consiglio: tostate i semi a fuoco basso in una padella senza olio per 2-3 minuti o finché non sono dorati, girandoli regolarmente. Per un sapore più deciso, aggiungete una goccia di latte intero o panna dopo aver frullato la vellutata.

Se non riuscite a consumarla tutta entro un paio di giorni, la vellutata si conserva senza problemi in freezer.

~ Brodo di pollo antinfiammatorio alla cinese ~

Per 4 persone (1,5 litri)
170 calorie a porzione

Una ricetta ricca di principi nutritivi e ottima per l'intestino. Potete gustare il brodo da solo o consultare la ricetta a pagina 193 per un piatto con aggiunta di fibra, verdure e proteine.

- 500 g di ali di pollo biologico e/o avanzi di pollo arrosto
- 1 cipolla sbucciata e tagliata a spicchi
- 1 carota media ben lavata e tagliata a rondelle
- 2 gambi di sedano puliti e tagliati a pezzetti di circa 2 cm
- 4 spicchi d'aglio sbucciati e tagliati a metà
- 50 g di zenzero fresco pelato e tagliato a fette sottili
- ½ cucchiaino di polvere delle cinque spezie

1. Mettete le ali di pollo in una pentola capiente con la cipolla, la carota, il sedano, l'aglio, lo zenzero e la polvere delle cinque spezie. (Se usate gli avanzi eliminate la pelle, separate la carne dalle ossa e conservatela in frigo. Mettete in pentola la carcassa rimanente.) Aggiungete 2 litri d'acqua fredda e coprite con un coperchio.
2. Accendete il fuoco e lasciate sobbollire dolcemente, cuocendo per almeno 4 ore (fino a 6 se avete tempo). Eliminate la schiuma dalla superficie e aggiungete acqua se necessario.
3. Filtrate il brodo usando un colino in un recipiente di dimensioni adeguate. Recuperate eventuali pezzi di carne dalle ossa ed eliminate il resto. Servite il brodo con la carne messa da parte in precedenza, usatelo per la

preparazione di minestre o lasciatelo raffreddare per poi conservarlo in frigorifero o in freezer.

Consiglio: il brodo può anche essere preparato usando una *slow cooker*. In questo caso, fate riferimento alle indicazioni del produttore per la quantità d'acqua necessaria per ottenere risultati ottimali.

~ Noodles con pollo e pak-choi ~

Per 4 persone
245 calorie a porzione

Il pak-choi, o cavolo cinese, è un'eccellente fonte di fibra solubile, così come i funghi e il cipollotto. Ecco una ricetta per un pranzo leggero ispirato allo street food del sud-est asiatico.

- 1,5 l di brodo di pollo antinfiammatorio alla cinese (ricetta a pagina 191) o 1,5 l d'acqua con 1 dado e mezzo per brodo di carne o vegetale
- 150 g di noodles secchi integrali o di grano saraceno
- 150 g di funghi affettati (a piacere, ma consiglio gli shiitake)
- 100-200 g di carne di pollo già cotta
- 4 cipollotti puliti e affettati
- 4 pak-choi piccoli puliti e affettati
- 1 cucchiaio di olio di sesamo
- 1 peperoncino rosso fresco tagliato a fette sottili o ½ cucchiaino di peperoncino secco tritato (facoltativo)
- 1 cucchiaio di salsa di soia a piacere

1. Versate il brodo in una pentola di grandi dimensioni e aggiungete i noodles, i funghi, il pollo già cotto, il cipollotto, il pak-choi, l'olio di sesamo e il peperoncino. Portate a ebollizione e lasciate sobbollire dolcemente per 3 minuti o finché i noodles non sono pronti.
2. Condite con la salsa di soia e servite.

~ Zuppa di tofu, porro e kimchi ~

Per 2 persone
320 calorie a porzione

Gustosi ed esotici noodles in brodo ispirati alla cucina coreana, con tutti i benefici del kimchi fermentato.

- 1 cucchiaio di olio di sesamo
- 1 porro medio pulito e tagliato a fette sottili
- 2 spicchi d'aglio sbucciati e schiacciati
- 100 g di noodles secchi integrali o soba
- 500 ml di brodo vegetale o di pollo
- 50 g di kimchi
- 150 g di tofu morbido tagliato a dadini di circa 2 cm
- 2 cipollotti puliti e tagliati a fette sottili
- 1 peperoncino rosso fresco pulito e tagliato a fette sottili
- Una manciata di coriandolo fresco tritato
- Salsa di soia a piacere

1. Scaldate l'olio in una pentola e rosolate il porro per 3 minuti o finché non è pronto. Aggiungete l'aglio e il kimchi e cuocete per un altro minuto, mescolando.
2. Nel frattempo, cuocete i noodles per 3-4 minuti o secondo le indicazioni sulla confezione.
3. Unite il brodo al porro e alle altre verdure e lasciate sobbollire. Aggiungete il tofu, il cipollotto e il peperoncino e cuocete per 3 minuti, mescolando di tanto in tanto.
4. Scolate i noodles e divideteli in due scodelle. Unite il brodo, cospargete con il coriandolo fresco e condite con la salsa di soia prima di servire.

~ Zuppa di lenticchie con curry e curcuma ~

Per 4 persone
580 calorie a porzione

Questa zuppa di lenticchie dal sapore intenso contiene fibra benefica per l'intestino e risplende della tonalità dorata della curcuma, le cui proprietà antinfiammatorie sono potenziate dal latte di cocco e dal pepe nero.

- 2 cucchiai di olio EVO o di colza
- 1 cipolla sbucciata e tritata
- 1 cucchiaio di curry medio in polvere
- 2 cucchiaini di curcuma in polvere
- 25 g di zenzero fresco pelato e tritato
- 200 g di lenticchie rosse secche decorticate
- 400 ml di latte di cocco biologico intero
- Succo di un lime o di mezzo limone
- Una manciata di coriandolo fresco tritato

Per le cipolle croccanti:

- 6 cucchiai di olio EVO o di colza
- 1 cipolla sbucciata e tagliata ad anelli sottili

1. Scaldate l'olio in una pentola di grandi dimensioni e rosolate la cipolla per 5 minuti o finché non è dorata, mescolando regolarmente. Aggiungete il curry, la curcuma e lo zenzero e cuocete per un altro minuto, mescolando.
2. Unite le lenticchie, il latte di cocco e 800 ml d'acqua fredda. Fate sobbollire e coprite parzialmente con un coperchio. Cuocete per 20-25 minuti o finché le lenticchie non sono molto morbide, mescolando più frequentemente

verso la fine della cottura. Se necessario, aggiungete altra acqua.

3. Quando la zuppa è quasi pronta, preparate le cipolle croccanti. Scaldate l'olio in una padella a fuoco medio. Aggiungete la cipolla tagliata ad anelli e friggetela per 5 minuti o finché non è dorata e croccante, girandola frequentemente. Spegnete il fornello, scolate le cipolle con una schiumarola e fatele asciugare su carta assorbente.
4. Aggiungete alla zuppa il succo di lime o limone e salate e pepate a piacere. Servite cospargendo con la cipolla croccante e il coriandolo.

Consiglio: per trasformare questa ricetta in un *dahl* di lenticchie più sostanzioso, cuocetela usando solo 600 ml d'acqua e servitela con due uova sode tagliate a metà oltre alle cipolle croccanti. Se la preparate in anticipo, potrebbe essere necessario aggiungere un po' d'acqua per riscaldarla.

~ Cicoria al forno con prosciutto ~

Per 2 persone
395 calorie a porzione

Le radici di cicoria sono una delle migliori fonti in assoluto di fibra solubile, in grado di favorire la salute intestinale e, di conseguenza, di migliorare l'umore. Un piatto leggero e gustoso.

- 1 cucchiaio di olio EVO
- 2 cespi di cicoria (circa 150 g l'uno)
- 4 fette sottili di prosciutto crudo (circa 55 g in totale)
- 40 g di noci a pezzetti
- 25 g di parmigiano grattugiato
- 2 cucchiaini di aceto di vino bianco o di succo di limone

1. Preriscaldate il forno a 200 °C (180 °C se ventilato) e ungete una teglia di piccole dimensioni.
2. Tagliate la base dei cespi di cicoria e divideteli a metà per il lungo. Posizionateli sulla teglia con la parte tagliata verso il basso e cuocete per 18-20 minuti o finché non sono morbidi.
3. Togliete la teglia dal forno, girate la cicoria e spruzzatela con l'olio. Copritela con il prosciutto e cospargete con le noci e il parmigiano. Cuocete per altri 5-8 minuti o finché le noci non sono leggermente dorate e il parmigiano non si è sciolto.
4. Impiattate, spruzzate con l'aceto o il succo di limone, pepate a piacere e servite.

~ Insalata di salmone affumicato del dottor Tim ~

Per 2 persone
630 calorie a porzione

Questa deliziosa insalata è così semplice da preparare che anche il dottor Tim è in grado di farlo. Senza contare che è super sana!

- 150 g di edamame o fave fresche surgelate
- 150 g di broccoli tagliati a ciuffetti
- 150 g di filetti di salmone affumicato o sgombro affumicato
- 50 g di spinaci novelli (circa due manciate)
- Succo di mezzo limone
- 1 avocado piccolo denocciolato, sbucciato e affettato
- 1 peperoncino rosso fresco tagliato a fette sottili o ½ cucchiaino di peperoncino secco tritato (facoltativo)
- 25 g di mandorle tostate in scaglie
- 2 cucchiai di olio EVO

1. Riempite una pentola d'acqua per un terzo e portate a ebollizione. Aggiungete gli edamame e i broccoli e fate riprendere l'ebollizione. Cuocete per 3 minuti, scolate e fate raffreddare sotto acqua corrente.
2. Mettete le verdure in un'ampia ciotola, aggiungete il salmone o lo sgombro, gli spinaci, l'avocado e il peperoncino. Mescolate delicatamente.
3. Cospargete con le mandorle, spruzzate con succo di limone e olio, pepate a piacere e servite.

~ *Patate dolci al forno con sgombro affumicato* ~

Per 2 persone
630 calorie a porzione

Un modo gustoso per aumentare l'apporto di omega-3.

- 2 patate dolci medio-grandi (circa 250 g l'una) ben lavate
- 2 filetti di sgombro affumicato senza pelle (circa 75 g l'uno)
- 10 pomodorini tagliati a spicchi
- ¼ di cetriolo tagliato a pezzetti di circa 1 cm
- 2 cucchiai di maionese di buona qualità
- 4 cucchiai di yogurt greco intero
- 4-6 ravanelli tagliati a fette sottili o cipolle rosse in salamoia (ricetta a pagina 263)

1. Preriscaldate il forno a 200 °C (180 °C se ventilato).
2. Posizionate le patate dolci su una teglia e bucherellatele con una forchetta. Cuocete per 50-60 minuti o finché non sono morbide.
3. Mentre le patate cuociono, sminuzzate i filetti di sgombro in una ciotola e unite i pomodori, il cetriolo, la maionese e lo yogurt. Pepate a piacere e schiacciate il tutto per amalgamarlo.
4. Mettete le patate nei piatti e praticate in ognuna di esse un'incisione a croce. Apritele, riempitele con la farcitura di sgombro, decorate con i ravanelli e servite.

Consiglio: le patate dolci possono essere cotte anche per 8 minuti nel forno a microonde.

~ Melanzane grigliate con feta e pinoli ~

Per 2 persone
375 calorie a porzione

Le saporitissime melanzane sono le protagoniste di questo piatto, che fornisce un sacco di fibra e antiossidanti per rimettere a nuovo l'intestino. Alcune ricerche suggeriscono che siano anche in grado di ridurre il livello di glicemia.

- ½ cucchiaino di cumino in polvere
- ½ cucchiaino di coriandolo in polvere
- 3 cucchiai di olio EVO
- 1 melanzana medio-grande (circa 300 g) pulita e tagliata in 6 fette per il lungo
- 100 g di feta a cubetti
- 2 cucchiai di pinoli (circa 20 g)
- Un pizzico di peperoncino secco tritato (facoltativo)
- 10 g di coriandolo fresco tritato
- Succo di mezzo limone

1. Preriscaldate una piastra da cucina. Mescolate il cumino e il coriandolo con un pizzico di sale e pepe nero macinato. Aggiungete 2 cucchiai di olio e mescolate. Spennellate le fette di melanzana con l'olio da entrambi i lati.
2. Mettete le melanzane sulla piastra e cuocetele per 4-5 minuti o finché non sono leggermente rosolate. Voltatele e cuocetele dall'altro lato per altri 4-5 minuti, finché non sono rosolate e tenere. (Se non ci stanno sulla piastra tutte in una volta, tenete in caldo le prime nel forno mentre cuocete le altre.)
3. Tostate i pinoli in padella a fuoco medio per 2-3 minuti o finché non sono leggermente dorati, mescolandoli sempre.

4. Trasferite le melanzane nei piatti e unite la feta a cubetti. Cospargete con i pinoli e il peperoncino. Fate la stessa cosa con il coriandolo e spruzzate con il restante olio e il succo di limone. Pepate a piacere prima di servire.

Consiglio: se non avete una piastra, usate una padella antiaderente di grandi dimensioni. Le melanzane non avranno le strisce tipiche della griglia, ma saranno lo stesso buonissime. Se lo desiderate, potete servirle con una manciata di spinaci novelli o di rucola per un tocco di verde in più.

~ Pasta con piselli e formaggio di capra ~

Per 2 persone
625 calorie a porzione

Deliziosa e molto facile da preparare, questa pasta richiede ingredienti che forse avete già in frigorifero, ed è quindi un'ottima idea per una ricetta rapida.

- 80 g di penne o fusilli integrali
- 2 cucchiai di pinoli (circa 20 g)
- ½ cipolla sbucciata e tritata finemente
- 1 spicchio d'aglio sbucciato e schiacciato
- 200 g di piselli surgelati
- Scorza di mezzo limone grattugiata e 1 cucchiaio di succo di limone
- 100 g di formaggio di capra senza crosta
- 3 cucchiai di olio EVO

1. Riempite una pentola d'acqua per metà e portate a ebollizione. Cuocete la pasta secondo il tempo indicato sulla confezione, mescolando di tanto in tanto.
2. Nel frattempo, tostate i pinoli in padella a fuoco medio per 2-3 minuti o finché non sono leggermente dorati, girandoli regolarmente. Trasferiteli in un piatto.
3. Rimettete la padella sul fuoco, versate l'olio e unite la cipolla. Cuocete a fuoco basso per 5 minuti o finché non è cotta, mescolando regolarmente. Aggiungete l'aglio e i piselli e cuocete per un altro minuto, sempre continuando a girare.
4. Scolate la pasta e rimettetela nella pentola. Aggiungete il mix di cipolla e piselli, la scorza e il succo di limone e il

formaggio di capra. Continuate a mescolare a fuoco basso finché il formaggio non si scalda e inizia a sciogliersi.

5. Salate e pepate a piacere, impiattate e cospargete con i pinoli tostati prima di servire.

~ Pasta con salmone affumicato, acciughe, carciofi e broccoli ~

Per 2 persone
610 calorie a porzione

Pesce grasso ricco di omega-3, un sacco di fibra e il potere nutritivo della panna acida. Per conciliare il sonno, non serve altro.

- 80 g di penne integrali
- 200 g di broccoli tagliati a ciuffetti
- 4 acciughe sott'olio scolate e sminuzzate
- 3 cucchiai di olio EVO
- 1 spicchio d'aglio piccolo sbucciato e schiacciato
- 1 ciuffo di rosmarino fresco sminuzzato
- 150 g di salmone affumicato
- 75 g di cuori di carciofo pronti scolati e tagliati a pezzetti
- 3 cucchiai di panna acida
- Un mazzetto di prezzemolo fresco tritato
- Un pizzico di peperoncino secco tritato (facoltativo)

1. Riempite una pentola d'acqua per metà e portate a ebollizione. Cuocete la pasta secondo il tempo indicato sulla confezione. Aggiungete i broccoli alla pasta per gli ultimi 3 minuti di cottura.
2. Scolate la pasta e i broccoli, rimetteteli nella pentola e coprite.
3. In una padella grande antiaderente unite l'olio, le acciughe, l'aglio e il rosmarino e cuocete a fuoco basso per circa un minuto, mescolando finché le acciughe non sono quasi sciolte.
4. Aggiungete il salmone e i cuori di carciofo e proseguite la

cottura per 2-3 minuti, mescolando gentilmente. Cercate di fare in modo che il salmone non si sfaldi troppo.

5. Unite la pasta e i broccoli, aggiungete la panna, il prezzemolo e, se lo usate, il peperoncino. Pepate a piacere e mescolate delicatamente prima di servire.

~ *Pane di semi tostato con sardine* ~

Per 2 persone
310 calorie a porzione

La ricetta ideale per oliare gli ingranaggi del cervello, grazie all'azione degli omega-3.

- 120 g di sardine sott'olio
- Succo di mezzo limone (circa 1 cucchiaio)
- ¼ di cipolla rossa sbucciata e tagliata a fette molto sottili
- 1 cucchiaio di olio EVO
- 2 fette di pane a lievitazione naturale con semi (circa 40 g a fetta)
- 1 cucchiaino di capperi scolati (facoltativo)

1. Schiacciate le sardine con il succo di limone, un pizzico di sale e pepe nero a piacere.
2. Tostate il pane e mettetelo nei piatti (o nel piatto, se avete molta fame).
3. Spalmate le sardine sul pane caldo e cospargete con la cipolla, i capperi e una spruzzata di olio. Servite subito, prima che il pane si raffreddi.

~ Risotto con funghi e edamame ~

Per 2 persone
410 calorie a porzione

Questa deliziosa ricetta, pronta in poco tempo, è ricca di ingredienti benefici per l'intestino.

- 10 g di funghi porcini secchi (o altri funghi secchi)
- 2 cucchiai di olio EVO
- 1 cipolla piccola sbucciata e tritata finemente
- 100 g di funghi prataioli a fette
- 1 spicchio d'aglio sbucciato e schiacciato
- 30 g di parmigiano grattugiato
- 80 g di edamame surgelati
- 1 cucchiaio di semi di chia
- Un pizzico di timo secco
- 85 g di riso integrale (o misto integrale e selvatico)
- 200 ml di brodo di pollo o vegetale (fresco o di dado)
- Un pizzico di peperoncino secco tritato (facoltativo)

1. Mettete i funghi secchi in una ciotola e copriteli con 150 ml d'acqua calda. Lasciateli ammorbidire per circa 10 minuti, poi filtrateli con un colino, conservando l'acqua di ammollo.
2. Nel frattempo, scaldate l'olio in una padella antiaderente e cuocete la cipolla per 3-4 minuti o finché non è dorata, mescolando regolarmente. Aggiungete i funghi prataioli, alzate la fiamma e cuocete per altri 2-3 minuti o finché non sono dorati.
3. Unite l'aglio e dopo qualche istante anche i porcini (facendo attenzione a non lasciare pezzi troppo grandi) e l'acqua dei funghi.

4. Aggiungete il riso (che nel frattempo avrete bollito), gli edamame, i semi di chia e il timo. Mescolate per un minuto.
5. Versate il brodo e portate a ebollizione. Lasciate sobbollire per qualche minuto, mescolando regolarmente.
6. Mantecate con il parmigiano, salate e pepate a piacere. Impiattate e cospargete con dell'altro parmigiano prima di servire.

Consiglio: Se non trovate gli edamame, è possibile sostituirli con piselli o fave.

RICETTE IN MOVIMENTO

È difficile mangiare sano quando non si passa molto tempo a casa, in particolar modo per chi lavora su turni e mangia a orari non convenzionali. Organizzarsi in anticipo consente di non dover ricorrere alle opzioni poco sane offerte da distributori automatici o stazioni di servizio. In queste pagine troverete le ricette perfette per un pranzo al sacco nutriente; vi consiglio di provare anche quelle con le alghe, un vero e proprio super-alimento ricco di omega-3.

~ *Sedano con dip di formaggio erborinato* ~

Per 2 persone
225 calorie a porzione

Il sedano è in gran parte composto da acqua, ma contiene anche molta fibra solubile e insolubile ottima per l'intestino. Il formaggio erborinato dona a questo dip un gusto ricco e intenso, oltre a fornire una generosa dose di batteri «buoni». Può essere servito anche su cracker integrali ai semi.

- 50 g di formaggio erborinato (come il roquefort)
- 50 g di yogurt greco intero
- 50 g di panna acida
- Bastoncini di sedano o altre *crudités* di verdure

1. Unite il formaggio, lo yogurt e la panna in una ciotola e amalgamate il tutto con una forchetta. Pepate a piacere.
2. Trasferite in un recipiente con coperchio per portarlo con voi e servitelo intingendo i bastoncini di sedano.

~ Dip di anacardi, ricotta e peperoni rossi ~

Per 4 persone
230 calorie a porzione

Un dip molto saporito, ricco di sostanze nutritive e con tutta la cremosità degli anacardi.

- 100 g di anacardi al naturale (non tostati)
- 1 spicchio d'aglio piccolo sbucciato e tritato
- 75 g di peperoni arrostiti in barattolo scolati
- 100 g di ricotta
- 4 cucchiai di olio EVO
- Scorza di mezzo limone grattugiata
- Un pizzico di paprika (facoltativo)

1. Mettete a bagno gli anacardi in una ciotola di acqua fredda. Riponeteli al fresco e lasciateli in ammollo per 4-6 ore.
2. Scolateli e trasferiteli in un robot da cucina con l'aglio, i peperoni, la ricotta, l'olio e la scorza di limone. Frullate fino a ottenere una consistenza omogenea. Salate e pepate a piacere.
3. Trasferite il composto in una ciotola, spruzzatelo con un po' di olio e, se lo desiderate, cospargete con la paprika. Servite accompagnato da verdure tagliate a bastoncino o cracker.

Consiglio: se non avete un robot da cucina potete usare un frullatore a immersione per amalgamare gli anacardi e il resto degli ingredienti. Un'altra opzione è grigliare i peperoni in casa, invece di usare quelli già pronti.

~ Insalata di gamberi e cavolo rosso con pane ~

Per 2 persone
270 calorie a porzione

Una ricetta benefica per l'intestino, facile da realizzare e davvero gustosa. Il pane a lievitazione naturale è una delle opzioni più sane in fatto di pane: si basa su un processo di fermentazione lenta ed è più digeribile. Inoltre, è meno probabile che provochi un picco glicemico. Io e Michael ne adoriamo il gusto e la consistenza compatta.

- 100 g di cavolo rosso pulito e tagliato a listarelle sottili
- 1 carota piccola pulita e grattugiata
- 2 fette di pane a lievitazione naturale (circa 40 g a fetta)
- 1 cucchiaio di semi misti
- Una manciata di crescione fresco o insalata novella (circa 20 g)
- 75 g di gamberi cotti e sgusciati

Per il condimento:

- 2 cucchiai di olio EVO
- 1 cucchiaino di succo di limone
- ½ cucchiaino di senape di Digione
- ½ cucchiaino di miele (facoltativo)

1. Per preparare il condimento, in una ciotola di grandi dimensioni, unite l'olio, il succo di limone, la senape e il miele.
2. Aggiungete il cavolo, la carota e i semi e mescolate bene.

3. Mettete le fette di pane sui piatti e copritele con uno strato di crescione o insalata novella. Continuate con l'insalata di cavolo e terminate con i gamberi. Condite con un po' di succo di limone e pepate a piacere.

~ *Pita con sgombro affumicato, barbabietola e tahina* ~

Per 1 persona
635 calorie

Un pasto rapido ma succoso, sostanzioso e saporito (oltre a essere facilmente trasportabile). Il pesce grasso non fa bene solo al sonno, ma migliora anche l'attenzione durante il giorno.

- Una manciata di crescione fresco o insalata novella
- 1 filetto di sgombro affumicato senza pelle (circa 75 g)
- 1 barbabietola cotta tagliata a fette (circa 40 g)
- 1 pita integrale

Per il condimento:

- 1 cucchiaio di tahina
- 2 cucchiai di yogurt greco intero
- 1 cucchiaio di olio EVO
- 1-2 cucchiaini di succo di limone

1. Preparate il condimento. In una ciotola, mescolate la tahina, lo yogurt, l'olio e il succo di limone con 4 cucchiai d'acqua fredda. Salate e pepate a piacere.
2. Scaldate la pita, apritela e riempitela con il crescione o l'insalata novella. Sminuzzate lo sgombro nella pita e aggiungete la barbabietola a fette. Pepate e cospargete con il condimento a piacere.

Consiglio: il condimento avanzato può essere conservato in frigo per un paio di giorni e usato per le insalate o come dip.

~ *Insalata di fagioli neri con lime e avocado* ~

Per 2 persone
315 calorie a porzione

Un piatto saporito e sostanzioso. Oltre a essere un'ottima fonte di fibra, i fagioli neri contengono molti fitonutrienti antinfiammatori e vitamine del gruppo B come i folati.

- 400 g di fagioli neri pronti scolati e lavati
- ½ cucchiaino di sale marino
- 100 g di taccole o fagiolini puliti
- 1 avocado piccolo sbucciato, denocciolato e affettato
- 2 cipollotti puliti e tagliati a fette sottili
- 1 peperoncino rosso fresco tagliato a fette sottili o ½ cucchiaino di peperoncino secco tritato
- 20 g di coriandolo fresco tritato

Per il condimento con lime e sesamo:

- 2 cucchiai di olio EVO
- 1,5 cucchiai di succo di lime
- 1 cucchiaio di semi di sesamo tostati (circa 10 g)

1. Mettete i fagioli in una ciotola e salateli a piacere.
2. Riempite una pentola d'acqua per un terzo e portate a ebollizione. Buttate le taccole e cuocetele per 2 minuti (3 minuti nel caso dei fagiolini). Devono essere cotte, ma croccanti. Scolatele, fatele raffreddare sotto l'acqua corrente e asciugatele.
3. Unite le taccole o i fagiolini ai fagioli e aggiungete anche l'avocado, il cipollotto, il peperoncino e il coriandolo e mescolate.

4. Per preparare il condimento, in una ciotola unite l'olio, il succo di lime e i semi di sesamo e pepate a piacere. Spruzzate il condimento sull'insalata prima di servire.

Consiglio: per tostare i semi di sesamo, metteteli in padella a fuoco medio per un paio di minuti. Mescolate continuamente finché non sono dorati. Rimuovete la padella dal fuoco e trasferiteli in una ciotolina per interrompere la tostatura.

~ Involtini di granchio e alga nori ~

Per 2 persone
420 calorie a porzione

Gli omega-3 contenuti nell'alga nori, oltre alle proprietà del granchio, rendono questi involtini deliziosi e super sani.

- ½ avocado medio sbucciato e denocciolato
- 100 g di polpa di granchio già cotta e scolata (fresca o confezionata)
- 1 cucchiaio di succo di lime
- 150 g di riso integrale già cotto e lasciato raffreddare
- 2 fogli di alga nori secca (20 cm quadrati ciascuno)

Per l'intingolo:

- ¼ cucchiaino di peperoncino secco tritato o una goccia di salsa piccante sriracha
- 2 cucchiai di salsa di soia
- 1 cucchiaino di olio di sesamo

1. Con una forchetta, schiacciate l'avocado in un piatto.
2. Mettete la polpa di granchio in una ciotola e schiacciatela, condendola con il succo di lime e una spolverata di pepe nero.
3. Posizionate uno dei fogli di alga nori su un tagliere, con il lato lucido rivolto verso il basso, e spalmate uniformemente metà dell'avocado sulla metà inferiore del foglio.
4. Sopra l'avocado, create uno strato con metà del riso e schiacciatelo leggermente con il dorso di un cucchiaio. Spalmate metà della polpa di granchio in uno strato più stretto al centro del riso.

5. Arrotolate con decisione l'alga nori intorno al ripieno, partendo dal basso e usando due mani. Chiudete il rotolo spennellando un po' d'acqua e tagliate la parte di alga avanzata. Affettate il rotolo creando 6 involtini. Ripetete il procedimento con l'altro foglio e l'altra metà di ingredienti.
6. Mescolate la salsa di soia, il peperoncino o la sriracha e l'olio di sesamo in una ciotolina e servitelo come intingolo.

Consiglio: per questa ricetta è possibile usare riso avanzato (se è stato refrigerato subito dopo la cottura) o cuocere 50 g di riso integrale, lasciarlo raffreddare e asciugarlo bene.

~ Pop-corn piccanti all'alga nori ~

Per 2 persone
125 calorie a porzione

Uno snack salutare ricco di omega-3 e con un irresistibile sapore umami.

- 20 ml di olio EVO
- 30 g di chicchi di mais

Per il condimento:

- ¼ cucchiaino di sale marino
- ½ foglio di alga nori tagliato a strisce di circa 3 cm
- ½ cucchiaino di peperoncino secco tritato

1. Preparate il condimento. Tritate alga nori, sale e peperoncino fino a ottenere un composto fine, ma non ancora in polvere.
2. Mettete i chicchi di mais in un tegame di grandi dimensioni con un cucchiaino d'olio e mescolate. Coprite la padella con un coperchio e scaldate a fuoco medio. Non appena sentite che i chicchi si aprono, iniziate a muovere con delicatezza la padella (NON cedete alla tentazione di alzare il coperchio) e continuate la cottura per circa 4 minuti o finché lo scoppiettio non è terminato. Continuate a muovere la padella tenendo il coperchio ben saldo al suo posto.
3. Togliete il tegame dal fuoco e condite con l'olio rimanente. Mescolate bene, aggiungete il condimento e girate di nuovo. Servite in una ciotola di grandi dimensioni, eliminando i chicchi che non si sono aperti.

~ Taboulé con formaggio di capra ~

Per 4 persone
365 calorie a porzione

Il bulgur è un delizioso derivato del grano, spesso usato nella preparazione del taboulé con verdure ed erbe aromatiche. In questa ricetta, abbinato a formaggio e condimento all'aglio, rappresenta un pasto leggero e comodo per essere consumato ovunque. Aggiungete avanzi di carne fredda, falafel o frutta secca per rendere il piatto più sostanzioso.

- 200 g di bulgur (meglio se integrale)
- ½ cipolla rossa sbucciata e tritata
- 25 g di prezzemolo fresco tritato
- 25 g di menta fresca tritata
- 50 g di spinaci novelli
- 100 g di formaggio di capra tagliato a pezzetti
- 2 cucchiai di semi misti

Per il condimento:

- 2 spicchi d'aglio sbucciati e schiacciati
- 4 cucchiai di olio EVO
- 2 cucchiai di succo di limone

1. Riempite una pentola d'acqua per metà e aggiungete il bulgur. Portate a ebollizione e cuocete per 10 minuti o finché non è pronto, mescolando di tanto in tanto. Scolatelo con un colino e raffreddatelo sotto acqua corrente. Scolatelo di nuovo e trasferitelo in una ciotola di grandi dimensioni.
2. Aggiungete la cipolla, le erbe e gli spinaci. Salate e pepate a piacere e mescolate bene.

3. Per il condimento, mescolate bene l'aglio, il succo di limone e l'olio in una ciotolina e unite il tutto al bulgur.
4. Servite con una manciata di formaggio di capra e semi.

Consiglio: in questa ricetta è possibile usare anche formaggio di altro tipo, oppure ometterlo completamente. Il taboulé può anche accompagnare carne grigliata, pesce e zucca o barbabietola arrosto.

PORTATE PRINCIPALI

Un elenco di ricette più sostanziose, seppur sempre basate sulla dieta mediterranea, che includono fagioli, lenticchie e altre fonti di fibra per potenziare il microbioma e migliorare la qualità del sonno.

~ *Trota con purea di sedano rapa* ~

Per 2 persone
555 calorie a porzione

Impossibile battere il pesce fresco accompagnato da limone e nocciole croccanti. Consigliamo di limitare al massimo la pelatura del sedano rapa, per non eliminare troppe delle sostanze nutritive contenute nella buccia. Accompagnate il piatto con un contorno di verdure a foglia verde.

- 2 trote iridee o sgombri freschi puliti (circa 270 g l'uno)
- 2 cucchiai di olio EVO
- 1 limone piccolo tagliato a fette sottili
- 40 g di nocciole sgusciate, mondate e tritate

Per la purea:

- 300 g di sedano rapa ben lavato, eliminate le parti più dure e tagliatelo a pezzetti di circa 2 cm
- 50 g di panna acida

1. Preriscaldate il forno a 200 °C (180 °C se ventilato). Foderate una teglia con carta da forno.
2. Appoggiate trote o sgombri sulla teglia e farciteli con le fette di limone. Ungete ogni pesce con circa mezzo cucchiaio d'olio e pepate a piacere. Infornate per 15 minuti. Togliete dal forno, cospargete con le nocciole e cuocete per altri 5 minuti o finché le nocciole non sono leggermente tostate.
3. Nel frattempo, mettete il sedano rapa in una pentola e versate acqua fredda fino a coprirlo. Portate a ebollizione

e cuocete per 10 minuti o finché non diventa molto morbido. Scolatelo e rimettetelo in pentola.

4. Aggiungete la panna acida, un pizzico di sale, pepe nero a piacere e frullate fino a ottenere una consistenza omogenea.
5. Impiattate la purea con il pesce ed eventuali nocciole aggiuntive. Condite con l'olio rimasto e servite.

~ *Stufato di manzo e topinambur* ~

Per 4 persone
320 calorie a porzione

Il delizioso e bitorzoluto topinambur contiene una montagna di fibra solubile e insolubile e ha un sapore dolce che ricorda la nocciola. Servitelo con la purea di sedano rapa (ricetta a pagina 225, che va raddoppiata e apporta quindi 130 calorie in più per porzione) e verdure a foglia verde.

- 500 g di carne di manzo tagliata a pezzetti di circa 2,5 cm
- 3 cucchiai di olio EVO
- 1 cipolla sbucciata e tagliata ad anelli sottili
- 2 gambi di sedano tagliati a pezzetti di circa 1,5 cm
- 3 carote medie pulite, ben lavate e tagliate a pezzetti di circa 2 cm
- 300 g di topinambur ben lavato e tagliato a dadini di circa 2 cm
- 1 dado per brodo di carne
- 2 cucchiai di passata di pomodoro
- 1 cucchiaino di erbe aromatiche miste

1. Preriscaldate il forno a 170 °C (150 °C se ventilato). Salate e pepate la carne.
2. Riscaldate un cucchiaio d'olio in una padella antiaderente e scottate la carne in due tranche a fuoco medio-alto per 2-3 minuti o finché non è dorata. Se necessario, aggiungete un altro po' di olio. Trasferite la carne in una casseruola per lo stufato.
3. Versate il resto dell'olio nella padella e cuocete la cipolla, il sedano, le carote e il topinambur per 6-8 minuti o finché

le verdure non sono dorate, mescolando regolarmente. Trasferitele nella casseruola con la carne.

4. Versate 100 ml d'acqua bollente nella padella per recuperare eventuali residui e versate il tutto in una casseruola che possa andare in forno con la carne e le verdure. Aggiungete il dado, la passata di pomodoro e altri 350 ml d'acqua bollente. Unite le erbe aromatiche e lasciate sobbollire, mescolando di tanto in tanto. Infornate e cuocete per circa 2 ore o finché la carne non diventa molto morbida.

~ Sedano rapa e acciughe al forno con formaggio ~

Per 2 persone
420 calorie a porzione

Il gusto del sedano rapa è esaltato dalle acciughe, che apportano anche sostanze nutritive salutari. Servite accompagnato da verdure a foglia verde, cavolo riccio o cavolo nero.

- 1 cipolla piccola sbucciata e tritata
- 400 g di sedano rapa ben lavato, eliminate le parti più dure e tagliatelo a listarelle sottili di circa 3 mm
- 8 acciughe sott'olio scolate
- 30 g di gouda o cheddar (o un mix) grattugiato
- 1 cucchiaio di olio EVO
- 5 cucchiai di panna acida
- 4 cucchiai di latte intero
- 30 g di parmigiano grattugiato
- 1 cucchiaino di rosmarino fresco tritato

1. Preriscaldate il forno a 200 °C (180 °C se ventilato).
2. Spargete la cipolla in una pirofila da forno antiaderente, spruzzate con l'olio, salate e pepate. Disponete le listarelle di sedano rapa, creando tre o quattro strati. Completate con uno strato di acciughe e cospargete con il formaggio.
3. Mescolate la panna acida e il latte fino a ottenere un composto omogeneo e versatelo uniformemente nella pirofila. Pepate a piacere. Coprite con un foglio di alluminio e cuocete nel ripiano centrale del forno per 55-60 minuti o finché il sedano rapa non è cotto.
4. Togliete la pirofila dal forno e rimuovete l'alluminio. Cospargete con parmigiano e rosmarino, poi infornate di nuovo per 10 minuti o finché risulta leggermente dorato.

~ Pollo e verdure al forno ~

Per 4 persone
530 calorie a porzione (senza chorizo)

Una ricetta semplice e completa, da accompagnare con un'insalata verde.

- 2 cipolle rosse medie sbucciate e tagliate a spicchi
- 300 g di patate dolci ben lavate e tagliate a dadini di circa 3 cm
- 300 g di topinambur (o 150 g di patate dolci e un peperone) ben lavato e tagliato a dadini di circa 3 cm
- 2 peperoni (rosso e giallo) puliti e tagliati a pezzetti di circa 3 cm
- 50 g di chorizo tagliato a pezzetti di circa 1 cm (facoltativo)
- 4 pomodori grandi (circa 475 g) tagliati a spicchi
- 4 cucchiai di olio EVO
- 4 cosce di pollo da allevamento a terra, con ossa e pelle (circa 730 g)

1. Preriscaldate il forno a 200 °C (180 °C se ventilato).
2. Mettete le cipolle, le patate dolci, il topinambur, i peperoni, il chorizo e i pomodori in una pirofila capiente. Condite con un cucchiaio d'olio e mescolate.
3. Adagiate le cosce di pollo fra le verdure, con la pelle rivolta verso l'alto. Condite con l'olio, salate e pepate a piacere. Cuocete per 45-55 minuti o finché il pollo non è cotto e le verdure non sono dorate.

~ Tajin di pollo con ceci e datteri ~

Per 4 persone
540 calorie a porzione

Per realizzare questo delizioso tajin è sufficiente mettere gli ingredienti nella teglia e lasciare che la carne si ammorbidisca e si insaporisca. Servitelo accompagnato da quinoa o bulgur e verdure a foglia verde.

- 4 cucchiai di olio EVO
- 1 cipolla grande sbucciata e tagliata ad anelli sottili
- 2 spicchi d'aglio sbucciati e schiacciati
- 2 cucchiai di harissa
- 8 cosce di pollo disossate e senza pelle (circa 650 g)
- 800 g di pomodori in scatola
- 400 g di ceci biologici in scatola
- 8 datteri denocciolati e affettati
- 40 g di mandorle sgusciate e mondate (facoltativo)
- 1 dado per brodo di carne
- 20 g di coriandolo fresco tritato

1. Preriscaldate il forno a 200 °C (180 °C se ventilato).
2. Scaldate l'olio in una casseruola e aggiungete la cipolla, l'aglio e l'harissa. Mescolate per circa un minuto a fuoco medio. Unite il pollo, i pomodori, i ceci (senza scolarli), i datteri, le mandorle, il dado e 100 ml d'acqua. Salate e pepate a piacere. Fate sobbollire mescolando di tanto in tanto.
3. Unite parte del coriandolo, poi coprite la casseruola e infornate per un'ora, mescolando di tanto in tanto, o finché il pollo non è molto tenero e la salsa non si è rassodata. Spolverate il tajin con il resto del coriandolo prima di servire.

~ Polpette di carne con feta e melanzane ~

Per 4 persone
420 calorie a porzione

Queste polpette si sposano perfettamente con le melanzane, ricche di antiossidanti che riducono l'infiammazione di corpo e cervello. Servitele con verdure a foglia verde o un'insalata fresca, o accompagnatele con piccole porzioni di riso integrale o bulgur per un pasto più sostanzioso.

- 4 cucchiai di olio EVO
- 20 polpette di carne d'agnello (circa 500 g)
- 1 cipolla rossa sbucciata e tritata finemente
- 1 melanzana (circa 300 g) tagliata a pezzetti di circa 2 cm
- 100 g di feta
- 400 g di pomodori in scatola
- 100 ml di vino rosso (circa mezzo bicchiere)
- 1 cucchiaino di origano secco
- ½ cucchiaino di peperoncino secco tritato

1. Scaldate un cucchiaio di olio in una padella antiaderente a fuoco medio. Unite le polpette e rosolatele per 8-10 minuti, o finché non sono dorate su tutti i lati, girandole regolarmente. Trasferitele in un piatto e asciugate l'olio in eccesso.
2. Rimettete la padella sul fuoco, scaldate l'olio e rosolate la cipolla e la melanzana per 6-8 minuti o finché la cipolla non si è ammorbidita e la melanzana non è dorata, mescolando regolarmente.
3. Unite i pomodori, il vino rosso, l'origano, il peperoncino e 200 ml d'acqua fredda. Salate, pepate e portate a

ebollizione. Rimettete le polpette in padella e cuocetele nella salsa per 15 minuti, mescolando regolarmente. Se necessario, aggiungete altra acqua.

4. Spezzettate la feta nella padella e lasciate sobbollire senza mescolare per 3-4 minuti o finché il formaggio non inizia a sciogliersi nella salsa.

Consiglio: questa ricetta può essere realizzata anche con polpette di manzo, polpette vegetali o falafel già pronti. In questo caso, servitene 2-3 per persona e non friggeteli in anticipo, ma uniteli alla salsa dopo 10 minuti di cottura.

~ Curry di funghi, ceci e cavolo riccio ~

Per 3 persone
580 calorie a porzione

Un curry sanissimo, facile, cremoso e delizioso. Servitelo accompagnato da riso integrale e un'insalata di pomodori e cipolle.

- 3 cucchiai di olio EVO
- 1 cipolla sbucciata e tritata
- 200 g di funghi prataioli tagliati a spicchi
- 2 spicchi d'aglio sbucciati e schiacciati
- 15 g di zenzero fresco pelato e tritato
- 1 cucchiaio abbondante di curry in polvere
- 400 ml di latte di cocco biologico intero
- 150 g di cavolo riccio (kale), eliminate i gambi duri e tagliatelo grossolanamente
- 400 g di ceci biologici in scatola
- 40 g di anacardi al naturale (non tostati) sminuzzati
- Succo di lime o di limone (facoltativo)

1. Scaldate l'olio in una pentola larga o una casseruola dai bordi bassi e rosolate le cipolle per 2-3 minuti, mescolando regolarmente. Alzate il fuoco, unite i funghi e cuocete per altri 2-3 minuti o finché non sono dorati, continuando a girare.
2. Unite l'aglio, lo zenzero e il curry e proseguite la cottura per 30 secondi, mescolando regolarmente. Aggiungete il latte di cocco, il cavolo riccio, i ceci e gli anacardi. Coprite e fate sobbollire per 10 minuti o finché il cavolo non è pronto, continuando a mischiare di tanto in tanto.
3. Salate e pepate a piacere e, se lo desiderate, aggiungete

un po' di succo di lime o limone prima di servire, darà al piatto un tocco di freschezza.

Consiglio: se usate ceci biologici potete versarli direttamente con la loro acqua. Se non usate ceci biologici, scolateli, asciugateli e aggiungete 150 ml d'acqua.

~ Ratatouille con fagioli bianchi ~

Per 2 persone (per 4 se servita come contorno)
545 calorie a porzione

Questa ricetta ricca di fibra solubile può costituire la portata principale o il contorno. Può essere gustata da sola o accompagnata con halloumi, carne o pesce.

- 5 cucchiai di olio EVO
- 2 cipolle medie sbucciate e tritate
- 200 g di funghi prataioli affettati
- 1 melanzana (circa 350 g) tagliata a pezzetti di circa 2 cm
- 4 spicchi d'aglio sbucciati e schiacciati
- 1 cucchiaino di origano secco
- 400 g di fagioli bianchi biologici in scatola
- 400 g di pomodori in scatola
- 1 dado per brodo vegetale

1. Scaldate 4 cucchiai d'olio in un tegame largo o una casseruola e rosolate le cipolle per 6-8 minuti o finché non sono soffici, mescolando regolarmente.
2. Unite i funghi e le melanzane, alzate la fiamma e rosolate finché le verdure non sono dorate, continuando a mescolare.
3. Unite l'aglio e l'origano e proseguite la cottura per qualche istante.
4. Unite i fagioli senza scolarli. Aggiungete i pomodori, sbriciolate il dado e versate 300 ml d'acqua. Coprite e lasciate sobbollire per 20 minuti. Togliete il coperchio e proseguite la cottura per altri 10 minuti o finché le

verdure non sono morbide e i pomodori non si sono asciugati.

5. Salate, pepate e condite con l'olio restante prima di servire.

~ Shepherd's pie con purea di pastinaca e fagioli bianchi ~

Per 6 persone
355 calorie a porzione

Una shepherd's pie ricca di fibra è in grado di favorire il sonno grazie all'azione di verdure, lenticchie e fagioli. Servitela con verdure a foglia verde cotte.

- 1 cucchiaio di olio EVO
- 400 g di carne trita d'agnello
- 1 cipolla sbucciata e tritata finemente
- 1 gambo di sedano pulito e tritato
- 1 carota pulita e tagliata a pezzetti di circa 1 cm
- 100 g di funghi affettati
- 100 g di lenticchie verdi secche
- 500 ml di brodo di carne o vegetale (fresco o di dado)
- 2 cucchiai di passata di pomodoro
- 1 foglia d'alloro
- Un pizzico di timo secco

Per la purea:

- 300 g di pastinaca ben lavata e tagliata a dadini di circa 2 cm
- 4 cucchiai di panna acida
- 400 g di fagioli cannellini in scatola scolati
- 2-3 cucchiai di latte intero

1. Preriscaldate il forno a 180 °C (160 °C se ventilato).
2. Scaldate l'olio in una casseruola (dovrà contenere 3 litri di liquido) e rosolate l'agnello, la cipolla, il sedano, le carote e i funghi per 10 minuti o finché non sono dorati, mescolando regolarmente per separare la carne trita.

3. Unite le lenticchie, il brodo, la passata di pomodoro, l'alloro e il timo e lasciate sobbollire. Coprite, trasferite la casseruola in forno e cuocete per un'ora o finché le lenticchie non sono tenere e la salsa non si è addensata.
4. Nel frattempo, mettete la pastinaca in una pentola di grandi dimensioni e versate acqua fredda fino a coprirla. Portate a ebollizione e cuocetela per 15-20 minuti o finché non è tenera. Unite i fagioli e lasciate sobbollire per altri 2 minuti.
5. Scolate la pastinaca e i fagioli e rimetteteli in pentola. Aggiungete la panna e il latte, salate, pepate e schiacciate il tutto fino a ottenere una purea di consistenza omogenea.
6. Sfornate l'agnello e mescolate bene. Coprite la carne con uno strato di purea, infornate di nuovo (senza coperchio) e cuocete per altri 15 minuti o finché lo strato superiore della purea non è dorato.

Consiglio: è possibile usare due casseruole diverse tra fornelli e forno a seconda della necessità.

~ Gratin di pesce affumicato ~

Per 2 persone
570 calorie a porzione

Un gratin semplice e cremoso, ricco di omega-3 e con una crosta croccante.

- 1 cucchiaino di olio per ungere la teglia
- 260 g di tranci pesce misto a pezzi (salmone, merluzzo ed eglefino affumicato)
- 75 g di piselli surgelati
- 125 g di panna acida
- 25 g di pane integrale a lievitazione naturale sbriciolato
- 50 di cheddar grattugiato
- Una manciata di prezzemolo tritato (facoltativo)

1. Preriscaldate il forno a 200 °C (180 °C se ventilato). Ungete una pirofila con l'olio. Dovrà essere abbastanza grande per contenere circa 500 ml.
2. Mettete il pesce e i piselli nella pirofila, pepate e mescolate. Coprite con un foglio d'alluminio e infornate per 10 minuti.
3. Togliete la pirofila dal forno e unite la panna acida. Mescolate le briciole e il formaggio in una ciotola, poi cospargete il pesce con il mix e il prezzemolo tritato. Infornate di nuovo per 10-15 minuti o finché le briciole non sono dorate e la salsa non si è addensata.

Consiglio: se non avete a disposizione pane integrale a lievitazione naturale, sbriciolate del semplice pane integrale.

~ Ragù di tacchino e lenticchie ~

Per 4 persone
415 calorie a porzione

Un ragù saporito da gustare con spaghetti di verdure o piccole porzioni di spaghetti integrali e parmigiano grattugiato.

- 4 cucchiai di olio EVO
- 1 cipolla grande sbucciata e tritata
- 150 g di funghi prataioli affettati
- 300 g di carne trita di tacchino
- 2 spicchi d'aglio sbucciati e schiacciati
- 100 g di lenticchie rosse secche spezzate
- 800 g di pomodori in scatola
- 150 ml di vino rosso
- 1 dado per brodo di carne
- 1,5 cucchiaini di origano secco
- 1-2 foglie di alloro (facoltativo)

1. Scaldate l'olio in una pentola antiaderente di grandi dimensioni e fate rosolare la cipolla, i funghi e la carne di tacchino per 5-7 minuti o finché la cipolla non è morbida e la carne leggermente dorata, mescolando regolarmente. Aggiungete l'aglio e continuate a mescolare per qualche istante.
2. Unite le lenticchie, i pomodori, il vino rosso, il dado, l'origano e le foglie di alloro. Versate 200 ml d'acqua e portate a ebollizione. Abbassate la fiamma e lasciate sobbollire per 30 minuti o finché le lenticchie non sono morbide, il tacchino è ben cotto e la salsa non si è addensata. Se necessario, aggiungete un po' d'acqua di tanto in tanto.

3. Salate e pepate a piacere prima di servire.

Consiglio: esistono diverse alternative alla pasta, senza glutine e ricche di fibra, come per esempio quelle prodotte con farina di lenticchie, piselli o grano saraceno.

~ Insalata calda di salmone e zucca all'alga nori ~

Per 2 persone
590 calorie a porzione

Una deliziosa e colorata *poke bowl* dal sapore strutturato. Ricca di omega-3 grazie al pesce grasso e all'alga, e di fibre benefiche per l'intestino e per il sonno.

- 300 g di zucca violina sbucciata e tagliata a pezzetti di circa 2 cm
- 1 cucchiaio di olio EVO
- 2 filetti di salmone (circa 120 g l'uno)
- 100 g di edamame o piselli surgelati
- 2 manciate di spinaci novelli (circa 75 g)
- 4 ravanelli affettati o 1 carota pulita e grattugiata
- 2 cipollotti puliti e affettati
- 2 cucchiai di salsa di soia
- 2 cucchiaini di olio di sesamo

Per il condimento:

- 1 foglio di alga nori tagliato a strisce
- ½ cucchiaino di peperoncino secco tritato
- 2 cucchiai di semi di sesamo
- Un pizzico di zenzero in polvere (facoltativo)

1. Preriscaldate il forno a 200 °C (180 °C se ventilato). Foderate una teglia con carta da forno.
2. Mescolate la zucca con l'olio e trasferitela nella teglia. Infornate per 20 minuti.
3. Togliete la teglia dal forno, girate la zucca e aggiungete i filetti di salmone, con la pelle rivolta verso il basso.

Informate per 10-12 minuti o finché il salmone non è cotto e la zucca morbida.

4. Preparate il condimento. Unite l'alga nori, il peperoncino, il sesamo, lo zenzero e un pizzico di sale nel bicchiere del frullatore e sminuzzate il tutto fino a ottenere un composto tritato finemente, ma non ancora in polvere.
5. Cuocete gli edamame o i piselli in una pentola d'acqua bollente per 2 minuti.
6. Dividete gli spinaci, gli edamame o piselli, i ravanelli o la carota e i cipollotti in due ciotole capienti. Unite la zucca e il salmone (la pelle dovrebbe staccarsi facilmente dopo la cottura).
7. In una ciotolina, mescolate la salsa di soia e l'olio di sesamo e versate sull'insalata. Cospargete con il condimento di alga nori prima di servire.

Consiglio: conservate il condimento avanzato in un contenitore chiuso ermeticamente e usatelo per insaporire insalate, vellutate, stufati o patate. Per un'alternativa vegetariana, eliminate il salmone e aumentate la dose di zucca di 100 g. Aggiungete mandorle in scaglie o nocciole per un maggiore apporto proteico.

CONTORNI VEGETARIANI

Mangiare verdura migliora la qualità del sonno. Più ce n'è (e maggiore è la sua varietà), meglio è. Le verdure, insieme a fagioli, lenticchie e cereali, sono parte integrante della dieta mediterranea, sia per il sapore sia per l'immensa varietà di sostanze nutritive, vitamine e proteine che contengono. Cercate di consumare 30 tipologie diverse di verdura, frutta e legumi alla settimana. È più facile di quanto pensiate! Se l'intestino non è pronto per un cambio repentino, consigliamo una transizione graduale.

~ Finocchi e cipolle al forno con curcuma ~

Per 2 persone
160 calorie a porzione

Un contorno succoso e delicato che abbina un contenuto di fibra solubile agli effetti antinfiammatori della curcuma.

- 1 cucchiaino di curcuma in polvere
- 1,5 cucchiai di succo di limone
- 2 finocchi piccoli (circa 225 g l'uno) puliti e tagliati a spicchi
- 2 cucchiai di olio EVO
- 1 cipolla piccola sbucciata e tritata
- Coriandolo fresco tritato (facoltativo)

1. Preriscaldate il forno a 200 °C (180 °C se ventilato).
2. In una ciotola capiente, unite l'olio, la curcuma e il succo di limone. Unite un pizzico di sale e mescolate.
3. Aggiungete il finocchio e la cipolla e mescolate bene. Pepate a piacere e trasferite in una teglia da forno, senza creare strati multipli. Infornate per circa 25 minuti o finché i finocchi non sono morbidi e leggermente dorati.
4. Se lo desiderate, cospargete con il coriandolo prima di servire.

~ *Verdure arrosto con timo* ~

Per 4 persone
250 calorie a porzione

Questa ricetta vi aiuterà ad avvicinarvi alla meta di 30 verdure diverse alla settimana. Può essere consumata calda o fredda, ed è ideale per un pranzo al sacco, abbinata a insalata, couscous o pasta integrale, oppure arricchita da halloumi, feta, frutta secca e semi.

- 2 peperoni puliti e tagliati a pezzetti di circa 2 cm
- 1 patata dolce (circa 300 g) ben lavata e tagliata a dadini di circa 2 cm
- 2 zucchine pulite e tagliate a pezzetti di circa 2 cm
- 4 cucchiai di olio EVO
- 1 cipolla rossa sbucciata e tagliata a spicchi sottili
- 1 cucchiaio di timo fresco (circa 2-3 rametti)
- ½ cucchiaino di peperoncino secco tritato (facoltativo)

1. Preriscaldate il forno a 220 °C (200 °C se ventilato).
2. Mettete le verdure in una ciotola capiente e conditele con l'olio. Salate e pepate a piacere. Trasferitele in una teglia da forno, senza creare strati multipli, e infornate per 25 minuti o finché non sono morbide e leggermente dorate.
3. Togliete le verdure dal forno, cospargetele con il timo e il peperoncino e giratele. Infornate nuovamente per 5 minuti prima di servire.

~ Cavolo rosso stufato con noci e mela ~

Per 4 persone
215 calorie a porzione

Un delizioso piatto invernale. Servitelo per accompagnare una ricetta di carne o arricchito con pezzetti di formaggio erborinato.

- 1 cavolo rosso piccolo (circa 525 g) pulito e tagliato a listarelle sottili
- 2 cucchiai di olio EVO
- 2 fiori di anice stellato (facoltativo)
- 1 bastoncino di cannella o 1 cucchiaino di cannella in polvere
- ½ cucchiaino di sale marino
- 1 mela (circa 200 g) sbucciata, pulita e tagliata a pezzetti di circa 1,5 cm
- 50 g di datteri denocciolati e affettati
- 50 g di noci a pezzetti
- 1,5 cucchiai di aceto di vino rosso o di mele

1. Mettete il cavolo in un tegame di grandi dimensioni con 150 ml d'acqua fredda. Unite l'olio, il sale e le spezie. Portate a ebollizione, coprite e lasciate cuocere a fuoco lento per 15 minuti, mescolando di tanto in tanto.
2. Aggiungete la mela, i datteri, le noci e l'aceto e lasciate sobbollire. Cuocete a fuoco medio-alto senza coperchio per 5 minuti o finché il liquido non è quasi del tutto evaporato, mescolando regolarmente.
3. Insaporite a piacere aggiungendo altro aceto se necessario. Prima di servire rimuovete il bastoncino di cannella e l'anice stellato, se lo avete usato.

~ Insalata arcobaleno con semi ~

Per 4 persone
290 calorie a porzione

L'insalata amara può favorire la digestione, specialmente se assunta all'inizio dei pasti. Ecco una proposta multicolore che include un'ampia gamma di fitonutrienti con proprietà antinfiammatorie.

- 100 g di insalata mista (crescione o rucola)
- 2 cespi di cicoria (bianca o rossa) pulita e tagliata a listarelle sottili
- 1 peperone (giallo o rosso) pulito e tagliato a listarelle sottili
- 100 g di pomodori ciliegini tagliati a metà
- 2 barbabietole cotte (al naturale) tagliate a dadini di circa 2 cm
- 2 cucchiai di semi misti (meglio se tostati, ricetta a pagina 252)

Per il condimento:

- 25 g di nocciole tritate
- 10 g di prezzemolo fresco tritato
- 2 cucchiai di aceto di mele
- 6 cucchiai di olio EVO

1. Mettete l'insalata, la cicoria, i pomodori e i peperoni in una ciotola capiente e mescolate. Cospargete con i dadini di barbabietola e i semi.
2. Per preparare il condimento, unite in una ciotolina le nocciole, il prezzemolo, l'olio e l'aceto. Aggiungete un pizzico di sale, pepe e mescolate. Versate sull'insalata e servite.

~ Crema di ceci ~

Per 2 persone
350 calorie a porzione

Un contorno gustoso e sostanzioso, ricco di fibra. Servitelo insieme a carne o pesce arrosto o accompagnatelo con verdure grigliate.

- 3 cucchiai di olio EVO
- 1 cipolla sbucciata e tritata
- 1 spicchio d'aglio sbucciato e schiacciato
- 400 g di ceci biologici in scatola
- 1 cucchiaino di rosmarino fresco tritato
- 100 ml di vino bianco o acqua (circa mezzo bicchiere)

1. Scaldate l'olio in un tegame, aggiungete la cipolla e rosolatela per 5 minuti o finché non è morbida, mescolando regolarmente. Aggiungete l'aglio e cuocete ancora per qualche istante.
2. Unite i ceci (senza scolarli), aggiungete il rosmarino e il vino o l'acqua e portate a ebollizione. Lasciate sobbollire per 5 minuti, mescolando regolarmente.
3. Togliete il tegame dal fuoco e frullate con un frullatore a immersione fino a ottenere un composto omogeneo. Salate e pepate a piacere e, se lo desiderate, condite con un filo di olio EVO.

~ *Spinaci con yogurt all'aglio* ~

Per 2 persone
220 calorie a porzione

Morbidi spinaci accompagnati da yogurt intero. Un ottimo abbinamento per moltissimi piatti di pesce, verdure, carne o curry.

- 2 cucchiai di olio EVO
- 1 spicchio d'aglio piccolo sbucciato e schiacciato
- 150 g di yogurt greco intero o vegetale
- 100 g di spinaci novelli
- 2 cucchiai di latte intero o vegetale
- Un pizzico di semi di sumac o di cumino tostati

1. Scaldate un cucchiaio e mezzo di olio in un tegame di grandi dimensioni, unite l'aglio e rosolate per 20-30 secondi o finché non si ammorbidisce, mescolando costantemente. Non lasciate che si bruci.
2. Unite gli spinaci e cuoceteli per circa 2 minuti finché non sono ben morbidi. Trasferiteli in una ciotola e lasciateli raffreddare per almeno 15 minuti.
3. Quando gli spinaci sono freddi, unite lo yogurt e il latte, salate e pepate a piacere. Mescolate bene.
4. Condite con un filo d'olio e unite i semi tostati prima di servire.

Consiglio: per esaltare il sapore dei semi di cumino, tostateli per un paio di minuti a fuoco medio in una padella antiaderente senza aggiungere olio, mescolando costantemente.

DOLCI

Evitate il più possibile i cibi e gli snack industriali zuccherati. Sono dannosi per il microbioma e, anche se il resto della vostra alimentazione è sano, sono in grado di contrastarne rapidamente i benefici.

Le ricette proposte in queste pagine non hanno zuccheri aggiunti; tutto il dolce viene dalla frutta o, ogni tanto, da una goccia di miele o di sciroppo d'acero.

La frutta è un'ottima fonte di vitamine e fibra e contiene un'enorme varietà di sostanze con proprietà antiossidanti e antinfiammatorie, in particolar modo nella buccia. Cercate di consumarne il più possibile.

Cercate di mangiare un paio di porzioni di frutta al giorno, idealmente dopo i pasti, quando è più raro che possa causare un picco glicemico. Le scelte migliori sono quelle che contengono meno zuccheri, come frutti di bosco, mele e pere. Come per la verdura, però, è bene variare.

~ *Torta di mele del Dorset* ~

12 porzioni
265 calorie a porzione

L'adattamento di un classico dolce britannico in una veste amica dell'intestino.

- 2 mele medio-piccole
- 1 cucchiaio di succo di limone
- 1 cucchiaino di cannella in polvere
- 3 uova grandi
- 150 g di burro
- 200 g di mandorle tritate
- 20 g di mandorle in scaglie
- 50 g di farina integrale autolievitante
- 100 g di datteri denocciolati e tritati
- 1 cucchiaino di estratto di vaniglia
- 1 cucchiaino di lievito in polvere

1. Preriscaldate il forno a 190 °C (170 °C se ventilato). Ungete una teglia da torta con cerniera dal diametro di circa 23 cm e foderatela con carta da forno.
2. Pulite le mele (senza sbucciarle) e tagliatele a spicchi, ricavandone circa 12 per ogni mela. Trasferitele in una ciotola e insaporitele con il succo di limone e la cannella.
3. Con un robot da cucina, impastate le uova, le mandorle tritate, la farina, metà dei datteri, l'estratto di vaniglia e il lievito fino a ottenere un composto omogeneo. Aggiungete il resto dei datteri all'impasto e mescolate.
4. Trasferite l'impasto nella teglia e stendetelo uniformemente. Copritelo con uno strato di mele, disponendo gli spicchi in cerchi concentrici. Infornate per 25 minuti.

5. Togliete la torta dal forno, cospargetela con le mandorle in scaglie e infornate di nuovo per 12-15 minuti o finché l'impasto non è cotto, le mele non sono soffici e le mandorle non sono dorate.
6. Lasciate raffreddare la torta nella teglia per 30 minuti prima di sformarla.

~ *Torta di zucchine, arance e albicocche* ~

20 porzioni
145 calorie a porzione

Questa deliziosa torta, con pochissimi zuccheri e molto aromatica, è un'ottima amica del microbioma. Servitela tagliata a quadratini, come se fossero dei brownie.

- 100 g di olio di cocco
- 4 uova medie
- 150 g di albicocche secche tagliate a pezzetti
- 2 cucchiaini di estratto di vaniglia
- 2 zucchine piccole (circa 250 g in totale) pulite e grattugiate
- 100 g di farina integrale autolievitante
- 150 g di mandorle tritate
- 1 cucchiaino di spezie miste (cannella e noce moscata)
- 1,5 cucchiaini di lievito in polvere
- Scorza di 1 arancia grattugiata
- 3 pezzi di zenzero sciroppato scolato e tagliato a pezzetti

1. Preriscaldate il forno a 180 °C (160 °C se ventilato). Ungete una teglia da torta rettangolare da circa 23 cm e foderatela con carta da forno.
2. Mettete le uova, le albicocche, l'olio di cocco sciolto e la vaniglia in un ciotola e impastate con una frusta (o mixate gli ingredienti in un robot da cucina) finché le albicocche non sono sminuzzate e le uova non hanno formato un composto chiaro.
   Aggiungete metà della zucchina grattugiata, la farina, le mandorle tritate, le spezie e il lievito e proseguite a impastare.

~ Banana toast con noci croccanti ~

Per 1 persona
325 calorie

Se vi è rimasto uno buchino nello stomaco dopo pranzo, ecco una semplice ricetta per riempirlo.

- Una manciata di noci tritate (circa 20 g)
- 1 fetta sottile di pane a lievitazione naturale
- 1 banana piccola sbucciata e tagliata a fettine
- 20 g (circa 1 cucchiaio) di formaggio intero spalmabile, per esempio, Philadelphia
- Un pizzico di cannella in polvere (facoltativo)

1. Tostate le noci in padella a fuoco medio per 2-3 minuti o finché non sono calde e leggermente dorate, mescolando regolarmente.
2. Tostate il pane e spalmate il formaggio.
3. Adagiate le fette di banana sul formaggio e cospargete con le noci tostate. Se lo desiderate, aggiungete una spolverata di cannella prima di servire.

3. Unite la scorza d'arancia, il resto della zucchina e lo zenzero e mescolate.
4. Trasferite l'impasto nella teglia e stendetelo uniformemente. Infornate per 30-35 minuti o finché non è lievitato, dorato e compatto.
5. Lasciate raffreddare la torta nella teglia prima di estrarla e servitela tagliata a quadratini.

Consiglio: la torta si conserva per 2-3 giorni avvolta in un foglio di alluminio. Le porzioni extra possono essere surgelate.

~ *Croccante con frutta secca e frutti di bosco* ~

Per 5 persone
230 calorie a porzione

Frutti di bosco, frutta secca e fibra integrale, da servire con panna o yogurt greco intero.

- 500 g di frutti di bosco freschi o surgelati
- 1 cucchiaio di miele
- 50 g di albicocche secche tagliate a pezzetti

Per il croccante:

- 40 g di burro o olio di cocco
- 40 g di farina integrale
- 40 g di fiocchi d'avena
- 40 g di mandorle in scaglie
- ½ cucchiaino di cannella in polvere

1. Preriscaldate il forno a 200 °C (180 °C se ventilato).
2. Mettete i frutti di bosco in una tortiera capiente. Aggiungete 4-5 cucchiai d'acqua, le albicocche, il miele e mescolate.
3. In una ciotola, impastate il burro o l'olio di cocco, la farina, l'avena, le mandorle, la cannella e un pizzico di sale fino a ottenere un composto omogeneo e sparpagliatelo sopra la frutta.
4. Informate per 30-40 minuti o finché l'impasto non è dorato e croccante.

Consiglio: se includete delle fragole, la ricetta avrà un ulteriore tocco di dolcezza naturale.

VERDURE FERMENTATE

I cibi fermentati, economici e facili da preparare, stanno diventando sempre più popolari, grazie al sapore caratteristico e alle qualità probiotiche.

Produrre verdure fermentate in casa consente di avere più varietà, gusto e batteri «buoni» rispetto ai prodotti acquistati al supermercato. Potete sperimentare diverse combinazioni di verdure e spezie e riempire il frigo con tanti barattoli di colori diversi.

Il microbioma potrebbe avere bisogno di un po' di tempo per adattarsi e la produzione di gas intestinale potrebbe aumentare, quindi iniziate a consumarne piccole quantità. Le persone immunodepresse dovrebbero consumare questi alimenti con attenzione o evitarli del tutto.

I contenitori devono essere puliti ma non sterilizzati, e lo stesso vale per le vostre mani. Il sale uccide quasi tutti i batteri, tranne quelli necessari alla fermentazione. Se possibile, usate verdure biologiche.

In questa sezione non abbiamo incluso il conteggio delle calorie.

~ Cipolle rosse in salamoia ~

Questa è una delle nostre ricette preferite. Gli anelli di cipolla, succosi e agrodolci, sono perfetti per arricchire un'ampia varietà di piatti. Rispetto alle cipolle sottaceto, hanno un gusto migliore e un effetto benefico sul microbioma.

- ¼ di barbabietola pelata
- 2 cipolle rosse biologiche grandi sbucciate e tagliate ad anelli sottili
- Un barattolo pulito da 500 ml con coperchio
- 3 cucchiaini di sale
- Un pizzico di semi di coriandolo
- ½ cucchiaino di pepe in grani

1. Grattugiate la barbabietola e trasferitela in una ciotola. Unite qualche strato di cipolle e sale.
2. Massaggiate le verdure per far penetrare il sale. Lasciate riposare per un periodo compreso tra 30 minuti e 2 ore finché non iniziano a rilasciare liquido.
3. Trasferite il composto nel barattolo, senza lasciare spazi vuoti e aggiungendo di tanto in tanto un po' di semi di coriandolo e di pepe in grani. Proseguite fino a riempirlo e aggiungete il liquido rilasciato dalle verdure. Usando il dorso di un cucchiaio, schiacciate le verdure per far uscire le bolle d'aria e fare in modo che il liquido copra tutte le verdure. Se non è sufficiente, aggiungete un cucchiaio d'acqua filtrata alla volta fino a raggiungere 1,5-2 cm dal bordo del contenitore.
4. Chiudete bene il barattolo e conservatelo a temperatura ambiente per 5-10 giorni. Fate uscire il gas una o due volte al giorno, specialmente all'inizio, schiacciando le cipolle per rilasciare le bolle. Refrigerate per rallentare il

~ *Finocchio e cipolla fermentati* ~

Un modo efficace per conservare due verdure ricche di prebiotici e salutari per il bioma.

- 2 finocchi tagliati a fette sottili
- 2 cipolle medio-piccole tagliate a fette sottili
- Un barattolo pulito da 500 ml con coperchio
- 1 cucchiaino di pepe nero in grani
- 1 cucchiaino di peperoncino secco tritato
- 2 cucchiaini di sale

1. Mettete il finocchio, le cipolle e il sale in una ciotola e massaggiate le verdure per far penetrare il sale. Lasciate riposare per un periodo compreso tra 30 minuti e 2 ore finché non iniziano a rilasciare liquido.
2. Trasferite il composto nel barattolo, senza lasciare spazi vuoti e aggiungendo il liquido rilasciato dalle verdure. Usando il dorso di un cucchiaio, schiacciate le verdure per far uscire le bolle d'aria e fate in modo che il liquido copra tutte le verdure. Se non è sufficiente, sciogliete un cucchiaino di sale in 200 ml d'acqua filtrata e aggiungetela un cucchiaio alla volta fino a raggiungere 1,5-2 cm dal bordo del contenitore.
3. Aggiungete il pepe in grani e il peperoncino e chiudete bene il barattolo. Conservatelo a temperatura ambiente per 5-10 giorni. Fate uscire il gas una o due volte al giorno, specialmente all'inizio, schiacciando le verdure per rilasciare le bolle. Refrigerate per rallentare il processo di fermentazione. In questo modo dovrebbero conservarsi per 2-3 mesi. Eliminate qualsiasi contenitore in cui si sviluppa della muffa o il cui contenuto è annerito, o che ha un cattivo odore. L'odore dovrebbe essere dolciastro e acido, simile al lievito.

processo di fermentazione. In questo modo dovrebbero conservarsi per 2-3 mesi. Eliminate qualsiasi contenitore in cui si sviluppa della muffa o il cui contenuto è annerito, o che ha un cattivo odore. L'odore dovrebbe essere dolciastro e acido, simile al lievito.

APPENDICE: ESERCIZI

Esercizi di resistenza

Dopo i 30 anni, la maggior parte delle persone inizia a perdere massa muscolare; chi non svolge attività fisica può arrivare anche al 5% di massa muscolare in meno ogni 10 anni. Più muscoli ci rendono più tonici, oltre a consentire di bruciare più calorie e favorire il sonno profondo. Conviene darsi da fare, no? Il modo migliore per preservare i muscoli è praticare sollevamento pesi o svolgere esercizi di resistenza.

Ho sviluppato una serie di esercizi che cerco di eseguire ogni mattina; richiede solo qualche minuto e coinvolge molti muscoli diversi. Si tratta di una combinazione di sei esercizi che coinvolgono la parte superiore del corpo (flessioni e piegamenti per i tricipiti), le gambe (squat e affondi) e l'addome (plank e crunch). Bisognerebbe fare almeno 30 secondi di ogni esercizio, con 10 secondi di recupero. Se siete in grado di farlo, ripetete le serie.

Flessioni

Posizionatevi a pancia in giù con i palmi delle mani sotto le spalle e i polpastrelli dei piedi sul pavimento. Tenete il corpo dritto. Abbassate la parte superiore del corpo fino a che i gomiti non formano un angolo di 90° con il pavimento, poi risollevatevi. Se fate troppa fatica, svolgete l'esercizio con le ginocchia appoggiate al pavimento.

Squat

Mettetevi in piedi con i piedi divaricati e i talloni appoggiati a terra. Piegate i fianchi, portando il peso tra i talloni. Assicuratevi di mantenere la schiena dritta. Scendete fino a formare un angolo di 90° con le ginocchia, come se vi doveste sedere su una sedia. Rialzatevi senza piegare la schiena. Gli squat consentono di allenare i maggiori gruppi muscolari del corpo. Per rendere l'esercizio più intenso, eseguitelo tenendo in mano dei pesi da palestra.

Crunch

Sdraiatevi a pancia in su con le ginocchia piegate, la schiena ben adesa al pavimento e le mani ai lati della testa. Sollevate la parte superiore del corpo senza alzare dal pavimento la parte bassa della schiena. Assicuratevi di portare il mento verso il petto. Dopo aver sollevato da terra le spalle e la parte alta della schiena, tornate nella posizione di partenza.

Plank

Posizionatevi a pancia in giù, mantenendovi sollevati su avambracci e dita dei piedi in modo che il corpo formi una linea retta dalla testa ai piedi. Assicuratevi che l'area del bacino non sia troppo bassa né troppo alta. Contraete addominali e glutei e mantenete questa posizione il più a lungo possibile. Ricordate: questo esercizio non dovrebbe mai farvi avvertire dolore nella zona lombare.

Affondi

Iniziate in piedi, con la schiena dritta e i piedi divaricati alla stessa larghezza delle spalle. Avanzate con una gamba, portando entrambe le ginocchia a un angolo di 90° ma senza piegare la schiena. Tornate alla posizione di partenza e ripetete l'esercizio con l'altra gamba.

Piegamenti per i tricipiti

Posizionatevi con le spalle rivolte a una panca o una sedia. Appoggiate i palmi sul supporto dietro di voi, piegando le ginocchia ad angolo retto e tenendo i fianchi dritti. Piegate i gomiti fino a formare un angolo retto, abbassando i glutei verso il pavimento. Tornate alla posizione di partenza sollevandovi con la sola forza delle braccia.

Esercizi aerobici

La raccomandazione generale è di svolgere ogni settimana 150 minuti di attività aerobica moderata (camminare, nuotare, falciare il prato) o 75 minuti di attività aerobica intensa (corsa, ciclismo, danza).

Io di solito opto per la camminata veloce (cerco di farlo per 30 minuti ogni giorno) e mi sposto ovunque in bicicletta.

Inoltre, svolgo un breve allenamento HIIT tre volte alla settimana. Richiede pochissimo tempo ma è progettato per aumentare la frequenza cardiaca, e i suoi benefici sono innumerevoli (per ulteriori dettagli, visitate il sito thefast800.com).

Svolgo questi esercizi a casa, ma chi non ha esperienza farebbe meglio a iniziare in un ambiente controllato come una palestra. Come per qualsiasi forma di esercizio fisico, è bene discuterne con il proprio medico prima di iniziare a praticarlo, soprattutto se si assumono farmaci.

Il regime HIIT di Michael

Il mio allenamento consiste in tre sprint sulla cyclette da 20 secondi tre volte alla settimana. Dovreste provare a riprodurlo solo se avete già una discreta forma fisica. Se siete a riposo da molto tempo, è meglio iniziare con due serie da 10 secondi, prima di intensificare lentamente l'attività. Ma entriamo nel dettaglio.

1. Montate sulla cyclette e pedalate lentamente per un paio di minuti per riscaldarvi, impostando un livello di resistenza basso. Lo sforzo nelle cosce dovrebbe essere appena percettibile.
2. Dopo un paio di minuti, aumentate il ritmo della pedalata, e incrementate rapidamente la resistenza. Il livello di resistenza impostato dipenderà dalla vostra forza e dalla forma fisica. Dovrebbe essere sufficientemente elevato da farsi sentire dopo 15 secondi di sprint.
3. Se dopo 15 secondi riuscite a mantenere lo stesso ritmo senza troppi sforzi, avete impostato un livello di resistenza troppo basso. Tuttavia, non dovrebbe essere così alto da costringervi a fermarvi; probabilmente sarà necessario qualche tentativo per trovare quello giusto. A mano a mano che la vostra forma migliorerà, riuscirete ad affrontare un livello di resistenza maggiore. Lo scopo non è una maggiore velocità, ma un maggiore sforzo.
4. Dopo il primo sprint, abbassate di nuovo la resistenza e pedalate lentamente per un paio di minuti per riprendere fiato.
5. Ripetete l'esercizio altre due volte.
6. Per finire, pedalate lentamente per un paio di minuti per consentire al battito cardiaco e alla pressione sanguigna di tornare a livelli normali. In totale la mia sessione dura meno di 10 minuti.

NOTE

1. Come abbiamo aperto gli occhi sul sonno

1. «Prefrontal atrophy, disrupted NREM slow waves and impaired hippocampal-dependent memory in aging», *Nature Neuroscience*, 2013. https://www.ncbi.nlm.nih.gov/pubmed/23354332
2. «The effects of partial sleep deprivation on energy balance», *Eur J Clin Nutr*, 2016. https://www.ncbi.nlm.nih.gov/pubmed/27804960
3. «Acute sleep restriction increases dietary intake in preschool-age children», *J of Sleep Research*, 2015. https://onlinelibrary.wiley.com/doi/full/10.1111/jsr.12450
4. «Associations between short sleep duration and central obesity in women», *Sleep*, 2010. https://www.ncbi.nlm.nih.gov/pubmed/20469801
5. «The impact of sleep on female sexual response and behavior», *J of Sexual Medicine*, 2015. https://onlinelibrary.wiley.com/doi/full/10.1111/jsm.12858
6. «Sex and sleep: perceptions of sex as a sleep promoting behavior in the general adult population», *Frontiers in Public Health*, 2019. https://www.frontiersin.org/articles/10.3389/fpubh.2019.00033/full
7. «Validity, potential clinical utility and comparison of a consumer activity tracker and a research-grade activity tracker in insomnia disorder II: Outside the laboratory», *J of Sleep Research*, 2020. https://www.ncbi.nlm.nih.gov/pubmed/31680327
8. «Gender and time for sleep among U.S. adults», *Am Sociol Rev*, 2013. https://www.ncbi.nlm.nih.gov/pmc/articles/PMC4164903

2. Cosa ci fa addormentare e cosa ci tiene svegli

9. «A marker for the end of adolescence», *Current Biology*, Vol 14. https://www.cell.com/current-biology/pdf/S0960-9822(04)00928-5.pdf
10. «School start time change, sleep duration and driving accidents in highschool students», *Chest J*, 2019. https://journal.chestnet.org/article/S0012-3692(19)30482-9/fulltext

11. «Resetting the late timing of 'night owls' has a positive impact on mental health and performance», *Sleep Medicine*, 2019. https://www.sciencedirect.com/science/article/abs/pii/S1389945719301388

12. «Entrainment of the human circadian clock to the natural light-dark cycle», *Current Biology*, 2013. https://www.ncbi.nlm.nih.gov/pubmed/23910656

13. «In short photoperiods, human sleep is biphasic», *J of Sleep Research*, 1992. https://www.ncbi.nlm.nih.gov/pubmed/10607034

14. «Truck drivers should be routinely tested for sleep apnoea», *Guardian*, 2019. https://www.theguardian.com/society/2019/sep/30/truck-drivers-should-be-routinelytested-for-sleep-apnoea

15. «Lifestyle intervention with weight reduction; First-line treatment in mild obstructive sleep apnea», *AJRCCM*, 2019. https://www.atsjournals.org/doi/full/10.1164/rccm.200805-669OC

3. Dormi abbastanza?

16. «Why lack of sleep is bad for your health», *NHS*, 2018. https://www.nhs.uk/live-well/sleep-and-tiredness/why-lack-of-sleep-is-bad-for-your-health/

17. «Sleep patterns and school performance of Korean adolescents assessed using a Korean version of the pediatric daytime sleepiness scale», *Korean J of Pediatrics*, 2011. https://www.ncbi.nlm.nih.gov/pmc/articles/PMC3040363

18. «In US, 40% get less than recommended amount of sleep», *Wellbeing*, 2013. https://news.gallup.com/poll/166553/less-recommended-amount-sleep.aspx

19. «The sleep habits of an Australian adult population», *Monash University*, 2015. https://www.sleephealthfoundation.org.au/pdfs/sleep-week/SHF%20Sleep%20Survey%20Report_2015_final.pdf

20. «Associations of longitudinal sleep trajectories with risky sexual behavior during late adolescence», *Health Psychol*, 2019. https://www.ncbi.nlm.nih.gov/pubmed/31157533

21. «Long-term effects of pregnancy and childbirth on sleep satisfaction and duration of first-time and experienced mothers and fathers», *Sleep*, 2019. https://www.ncbi.nlm.nih.gov/pubmed/30649536

22. «Menopause and sleep», *Sleep Foundation*. https://www.sleepfoundation.org/articles/menopause-and-sleep

23. «Health related quality of life after combined hormone replacement therapy», *BMJ*, 2008. https://www.bmj.com/content/337/bmj.a1190.abstract
24. «Physiological correlates of prolonged sleep deprivation in rats», *Science*, 1983. https://science.sciencemag.org/content/221/4606/182
25. «The boy who stayed awake for 11 days», *BBC*, 2018. https://www.bbc.com/future/article/20180118-the-boy-who-stayed-awake-for-11-days
26. «Night watch in one brain hemisphere during sleep associated with the first-night effect in humans», *Current Biology*, 2016. https://www.cell.com/current-biology/fulltext/S0960-9822(16)30174-9#%20
27. «A rare mutation of B1-Adrenergic Receptor affects sleep/wake behaviors», *Neuron*, 2019. https://www.cell.com/neuron/fulltext/S0896-6273(19)30652-X
28. «The dangers of doctors driving home», *Guardian*, 2016. https://www.theguardian.com/healthcare-network/2016/jul/26/two-in-five-doctors-fallen-asleep-wheel-night-shift
29. «Acute sleep deprivation and culpable motor vehicle crash involvement», *Sleep*, 2018. https://www.ncbi.nlm.nih.gov/pubmed/30239905
30. «Daylight savings time and myocardial infarction», *BMJ*, 2014. https://openheart.bmj.com/content/1/1/e000019
31. «Spring forward at your own risk: Daylight saving time and fatal vehicle crashes», *American Economic J*, 2016. https://pubs.aeaweb.org/doi/pdfplus/10.1257/app.20140100
32. «Sleepy punishers are harsh punishers: Daylight saving time and legal sentences», *APA PsycNet*, 2017. https://psycnet.apa.org/record/2017-06044-010

4. Metodi collaudati per migliorare il sonno

33. «Effects of initiating moderate alcohol intake on cardiometabolic risk in adults with type 2 diabetes», *Ann Intern Med*, 2015. https://www.ncbi.nlm.nih.gov/pubmed/26458258
34. «Beneficial effects of low alcohol exposure, but adverse effects of high alcohol intake on glymphatic function», *Open Access*, 2018. https://www.nature.com/articles/s41598-018-20424-y
35. «Before-bedtime passive body heating by warm shower or bath to improve sleep», *Sleep Medicine Reviews*, 2019. https://www.sciencedirect.com/science/article/abs/pii/S1087079218301552?via%3Dihub

36. «Can music help you calm down and sleep better?», *Sleep Foundation*. https://www.sleepfoundation.org/articles/can-music-help-you-calm-down-and-sleep-better

37. «The effects of bedtime writing on difficulty falling asleep: A polysomnographic study comparing to-do lists and completed activity lists», *J Exp Psychol Gen*, 2018. https://www.ncbi.nlm.nih.gov/pmc/articles/PMC5758411/

38. «Insomnia: Pharmacologic therapy», *Am Fam Physician*, 2017. https://www.ncbi.nlm.nih.gov/pubmed/28671376

39. Rapporto del governo australiano sulla melatonina, 2011. https://www.tga.gov.au/sites/default/files/auspar-circadin-110118.pdf

40. Circadin 2 mg compresse a rilascio prolungato, https://www.medicines.org.uk/emc/product/2809/smpc

41. «A systematic review of the effect of inhaled essential oils on sleep», *J Alt and Comp Medicine*, 2014. https://www.liebertpub.com/doi/10.1089/acm.2013.0311

42. «Runner-up: Tim Cook, the technologist», *Time*, 2012. https://poy.time.com/2012/12/19/runner-up-tim-cook-the-technologist/2

43. «This is when successful people wake up», *HuffPost*. https://www.huffpost.com/entry/this-is-when-successful-people-wake-up_b_596d17a3e4b0376db8b65a1a

44. «The effect of resistance exercise on sleep», *Sleep Medicine Reviews*, 2018. https://www.sciencedirect.com/science/article/abs/pii/S1087079216301526

45. «Effect of breakfast on weight and energy intake: Systematic review and meta-analysis of randomised controlled trials», *BMJ*, 2019. https://www.bmj.com/content/364/bmj.l42

5. Il cibo ideale per dormire bene

46. «Fiber and saturated fat are associated with sleep arousals and slow wave sleep», *J of Clinical Sleep Medicine*, 2016. https://jcsm.aasm.org/ViewAbstract.aspx?pid=30412

47. «Effects of diet on sleep quality», *Advances in Nutrition*, 2016. https://www.ncbi.nlm.nih.gov/pmc/articles/PMC5015038

48. «A randomised controlled trial of dietary improvement for adults with major depression (the 'SMILES' trial)», *BMC Medicine*, 2017. https://bmcmedicine.biomedcentral.com/articles/10.1186/s12916-017-0791-y

49. «Gut microbiome diversity is associated with sleep physiology in humans», *PLoS One*, 2019. https://www.ncbi.nlm.nih.gov/pubmed/31589627
50. «Effects of a tart cherry juice beverage on the sleep of older adults with insomnia», *J of Medicinal Food*, 2010. https://www.liebertpub.com/doi/abs/10.1089/jmf.2009.0096
51. «Effect of kiwifruit consumption on sleep quality in adults with sleep problems», *Asia Pacific J of Clinical Nutrition*, 2011. https://www.ncbi.nlm.nih.gov/pubmed/21669584
52. «Sweet dreams are made of cheese», *Scitable*, 2013. https://www.nature.com/scitable/blog/mind-read/sweet_dreams_are_made_of
53. «Primary prevention of cardiovascular disease with a Mediterranean diet», *New England J of Medicine*, 2013. https://www.nejm.org/doi/full/10.1056/NEJMoa1200303
54. «Adherence to the Mediterranean diet is associated with better sleep quality in Italian adults», *Nutrients*, 2019. https://www.ncbi.nlm.nih.gov/pmc/articles/PMC6566275/
55. «Mediterranean healthy eating, aging, and lifestyles (MEAL) study», *International J of Food Sciences and Nutrition*, 2017. https://www.ncbi.nlm.nih.gov/pubmed/27919168
56. «Mediterranean diet pattern and sleep duration and insomnia symptoms in the MultiEthnic Study of Atherosclerosis», *Sleep*, 2018. https://www.ncbi.nlm.nih.gov/pmc/articles/PMC6231522/
57. «Fiber and saturated fat are associated with sleep arousals and slow wave sleep», *Journal of Clinical Sleep Medicine*, 2016. https://jcsm.aasm.org/ViewAbstract.aspx?pid=30412
58. «A randomised controlled trial of dietary improvement for adults with major depression (the 'SMILES' trial)», *BMC Medicine*, 2017. https://bmcmedicine.biomedcentral.com/articles/10.1186/s12916-017-0791-y
59. «Red meat consumption and mood anxiety disorders», *APA PsycNet*, 2012. https://psycnet.apa.org/record/2012-15003-012
60. «A Mediterranean-style dietary intervention supplemented with fish oil improves diet quality and mental health in people with depression (HELFIMED)», *Nutritional Neuroscience*, 2019. https://www.ncbi.nlm.nih.gov/pubmed/29215971
61. «Scientists bust myth that our bodies have more bacteria than human cells», *Nature*, 2016. https://www.nature.com/news/scientists-

bust-myth-that-our-bodies-havemore-bacteria-than-human-cells-1.19136

62. «Gut microbiome diversity is associated with sleep physiology in humans», *PLoS One*, 2019. https://www.ncbi.nlm.nih.gov/pubmed/31589627
63. «Enhancing influence of intranasal interleukin-6 on slow-wave activity and memory consolidation during sleep», *Faseb J*, 2009. https://www.fasebj.org/doi/10.1096/fj.08-122853
64. «Association between maternal fermented food consumption and infant sleep duration», *PLoS One*, 2019. https://www.ncbi.nlm.nih.gov/pubmed/31584958
65. «Effects of probiotics on cognitive reactivity, mood, and sleep quality», *Front Psychiatry*, 2019. https://www.ncbi.nlm.nih.gov/pmc/articles/PMC6445894
66. «Ten-hour time-restricted eating reduces weight, blood pressure, and atherogenic lipids in patients with metabolic syndrome», *ScienceDirect*, 2020. https://www.sciencedirect.com/science/article/pii/S1550413119306114

6. Il programma Fast Asleep

67. Treatment of chronic insomnia by restriction of time in bed», *Sleep*, 1987. https://www.ncbi.nlm.nih.gov/pubmed/3563247
68. «The evidence base of sleep restriction therapy for treating insomnia disorder», *Sleep Medicine Reviews*, 2014. https://www.ncbi.nlm.nih.gov/pubmed/24629826
69. «Meta-analysis of the antidepressant effects of acute sleep deprivation», *J of Clinical Psychiatry*, 2017. https://www.ncbi.nlm.nih.gov/pubmed/28937707
70. «Exercise to improve sleep in insomnia: exploration of the bidirectional effects», *J of Clinical Sleep Medicine*, 2013. https://www.ncbi.nlm.nih.gov/pmc/articles/PMC3716674

7. Come gestire lavoro su turni e jet lag

71. «Experimental 'jet lag' inhibits adult neurogenesis and produces long-term cognitive deficits in female hamsters», *PLoS One*, 2010. https://journals.plos.org/plosone/article?id=10.1371/journal.pone.0015267

72. «Melatonin for the prevention and treatment of jet lag», *Cochrane*, 2002. https://www.cochranelibrary.com/cdsr/doi/10.1002/14651858.CD001520/full

73. «Using the Argonne diet in jet lag prevention», *Military Medicine*, 2002. https://www.ncbi.nlm.nih.gov/pubmed/12099077

74. «Common sleep disorders increase risk of motor vehicle crashes and adverse health outcomes in firefighters», *J of Clinical Sleep Medicine*, 2015. http://jcsm.aasm.org/ViewAbstract.aspx?pid=29921

75. «Sleep disorders, health, and safety in police officers», *JAMA*, 2011. https://jamanetwork.com/journals/jama/fullarticle/1104746

76. «Optimal shift duration and sequence», *American J of Public Health*, 2007. https://www.ncbi.nlm.nih.gov/pmc/articles/PMC1854972

77. «Workplace interventions to promote sleep health and an alert, healthy workforce», *J of Clinical Sleep Medicine*, 2019. https://www.ncbi.nlm.nih.gov/pmc/articles/PMC6457507

78. «The impact of sleep timing and bright light exposure on attentional impairment during night work», *J of Biological Rhythms*, 2008. https://pubmed.ncbi.nlm.nih.gov/18663241-the-impact-of-sleep-timing-and-bright-light-exposure-on-attentionalimpairment-during-night-work

79. «Does modifying the timing of meal intake improve cardiovascular risk factors?», *BMJ Open*. https://bmjopen.bmj.com/content/8/3/e020396

80. «Shift work, role overload, and the transition to parenthood», *Wiley Online*, 2007. https://onlinelibrary.wiley.com/doi/full/10.1111/j.1741-3737.2006.00349.x

81. «Modafinil for excessive sleepiness associated with chronic shift work sleep disorder», *Prim Care Companion J Clin Psych*, 2007. https://www.ncbi.nlm.nih.gov/pmc/articles/PMC1911168

82. «Modafinil increases the latency of response in the Hayling Sentence Completion Test in healthy volunteers», *PLoS One*. https://journals.plos.org/plosone/article?id=10.1371/journal.pone.0110639

Indice delle ricette

APPUNTI

Finito di stampare
nel mese di ottobre 2021
da Rotolito S.p.A.
Seggiano di Pioltello (MI)